JN056228

脳とからだに効く! 究極のメソッド

香り × ヨガ

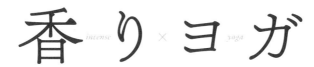

インセンスYogaメソッド創案者

市毛 和佳奈 著

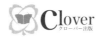
Clover
クローバー出版

は　じ　め　に

「インセンス×ヨーガって?」

　初めて体験する方からは、よくこんな質問を受けます。

　ひと言で言えば、英語の「Incense(芳香)」と、サンスクリット語の「Yoga (ヨーガ)」を組み合わせた造語で、心身を整えるヨーガに、心や脳に癒やしをもたらすインセンスを加える、いや、相乗する(×)ことで、その効果をよりいっそう高めようというヨーガの新しいメソッドです。

　ヨーガに取り組んでから20年余の歳月が流れました。この間、地域紛争やクーデター、テロ、難民、人種差別、貧富の格差など、混沌とした渦に巻き込まれた世界では、疲弊した心と身体を甦らせるヨーガ人気が世界的に広がり、日本でもヨーガ人口は1,000万人を超えました。

　その一方で、ブームに便乗したヨガ・ビジネスもさまざまな進化系が続々と現われ、本道の研鑽を積んできた私には、「何かが違う」という疑念が生まれた時期でもありました。

　臨済宗の禅尼である母からお香の効用を示唆され、さっそく、創香師の資格を取得、その奥深さと効用を知りました。それまでにアロマセ

ラピーの資格を得ていた私は、アロマとストレッチを組み合わせた私なりの方法でヨーガ指導をしてきていましたが、さらに新たな世界が広がりました。

また、ヨーガのさまざまな呼吸法に加え、臨済宗中興の祖・白隠禅師が説かれた丹田呼吸法も体得しました。

これらを本来のヨーガに取り込むことで、ストレス社会に翻弄される現代の人々がより一層健康になれる、「身体が心をつくり、心が身体をつくる」独自のヨーガ・メソッドにたどり着きました。

人間本来の自然力を目覚めさせる再生法（Regenerative Method）と言っても過言ではありません。

晴れやかさを取り戻した受講者のみなさんのお顔を見るたびに、「間違っていなかった」と確信する日々です。

私のヨーガ人生の結晶ともいえる「インセンス×ヨーガ」が、一人でも多くの方々のお役に立てればと、敢えて稚拙な筆を執りました。

ご一読たまわれれば、幸いでございます。

市毛 和佳奈

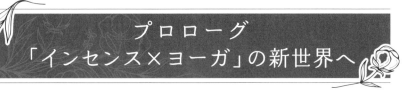

プロローグ
「インセンス×ヨーガ」の新世界へ

インセンス×ヨーガはオリジナルメソッド

「インセンス×ヨーガ」とは、ひと言で言えば、ヨーガとインセンス（芳香）とが相乗効果をもたらす和佳奈オリジナルのヨーガ・メソッドです。

このメソッドをしかつめらしく説明するよりも、レッスン現場にご案内した方が、容易にご理解いただける早道だと考えました。

さっそく、レッスン会場へ。

スポークラブのエクササイズ・スタジオ。午後の部のクラスは40人、主婦や年配者に混じって、リモートワークで時間が取れたのか、サラリーマンやOLも参加されていました。

毎回テーマを変えて、その都度、ヨーガとインセンスのプログラムを組み立てます。例えば、肥満、不眠、生理不順、腰痛、自立神経失調症、うつ症、更年期障害など数多くの対応プログラムがあります（Chapter 5 目的別実践プログラムの項を参照）。

心身の緊張をほぐすインセンス

今回のテーマは、コロナ禍で大きく制約された日常生活に多くの人がストレスを溜め込んでいるので、「ストレス解消」にしました。照明が薄暮の照度に落とされ、地球の鼓動を感じさせる自然のサウンド（今回は波の音）が静かにスタジオを包み込むと、レッスンの開始。

まず、ストレス解消につながる塗香＝和佳奈オリジナル調香＝を配り全員がそれぞれの胸に塗りつけます。香りが脳や心に作用して、緊

張をほぐし、集中力を高め、さらに血流を促すという医学的なエビデンスに基づく効用を積極的に取り込みました。

　これこそ身体と呼吸と心を整えるヨーガの効果を高める手法のひとつで、和佳奈式メソッドの特徴と言えるでしょう。

　個人やグループ、寺院などのレッスンでは、香木や練り香などを焚く薫き香とアロマの芳香浴を行いますが、スポーツクラブの場合は消防法で火気を禁止されているため、塗香を採用しています。

ポーズの前に、ストレッチ

　まず、レッスン前に息を整えます。腹式呼吸でリラックスしてからスタートします。

　次いで、欠かせないのが準備運動。ヨーガのストレッチングとも言える、次の8つのポーズ（アーサナ）を順次進めていきます。

1. 足指の開閉
2. 足の甲とアキレス腱のストレッチ
3. 背中のストレッチ
4. 腰の持ち上げ
5. 体側部のストレッチ
6. 手指と手首のストレッチ
7. 肩のストレッチ
8. 首筋のストレッチ（各ポーズの詳細は、Chapter 5のヨーガの準備運動の項を参照）

　身体がほぐれたところで、いよいよ、「ストレス解消」のヨーガ・プログラムへ。

　生活の中で生じた数々の緊張をいかにほぐすか。そのため目や首、肩、腕、足腰に溜まった緊張を解消する、次のポーズを順次行います。

お尻、太もも、ふくらはぎの筋肉の裏面を伸ばし、肩を鍛える「下向きの犬のポーズ」→股関節とお尻それぞれの筋肉をストレッチして、身体のバランスを保つ「三日月のポーズ」→背筋、お尻の筋肉、太ももを強化する「バッタのポーズ」→目の機能を活性化させる「目の遠近法と回転法」へと４つのポーズをゆったりとした気持ちで消化していきます（各ポーズの詳細は、Chapter 5 ヨーガのポーズの種類と効果の項を参照）。

　この間、ポーズの動作とともに、とても大切なのが、息を整える腹式呼吸。とくに和佳奈式では、白隠禅師ゆかりの健康法「内観の法」（Chapter 3 ヨーガの基本・調息の項を参照）も取り入れています。からだに取り込んだ気を下腹部から足先にまで送り込む呼吸法です。

最後は、心やすらぐ境地へ

　最後に、股関節を開くことで骨盤の緊張を緩める「寝たままの合蹠のポーズ」と、全身の力をマットに預け、すべてを解放してリラックスする「おやすみのポーズ」を終えると、下腹部全体の気の流れが整えられ、心が安定して、過去のなにものにもとらわれない、深く安らいだ自分を発見するに違いありません。

　1時間のレッスン後、受講者のみなさんの清々しい表情がすべてを物語っているのではないでしょうか。

　以上が、インドを起源とする3千年余の歴史を重ねてきたヨーガをベースに香りの効用を加えた和佳奈式「インセンス×ヨーガ」の一端を知っていただく紙上レッスンでした。

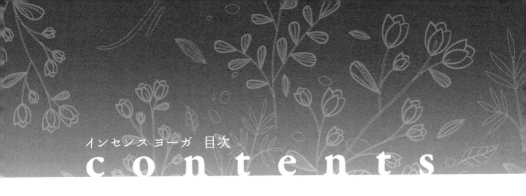

インセンス ヨーガ 目次

contents

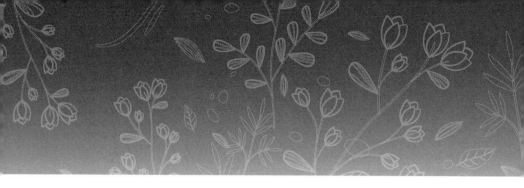

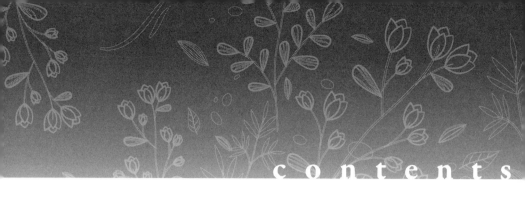

contents

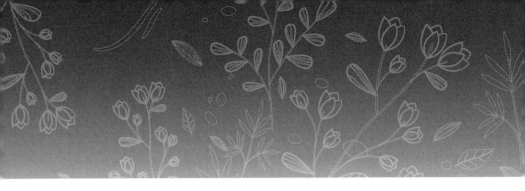

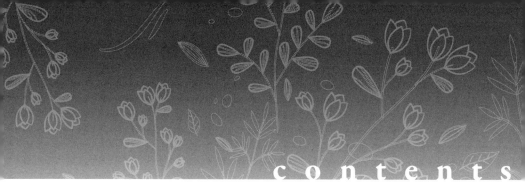

contents

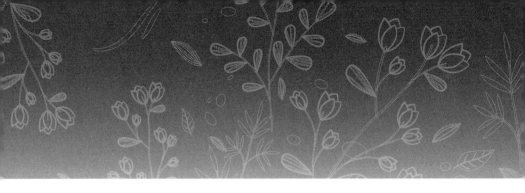

chapter 1

「インセンス×ヨーガ」
誕生の軌跡

インセンス×ヨーガが 誕生するまで

始まりはヨーガとの出会いから

ヨーガの魅力に取りつかれる

　序文の「はじめに」で述べたように、すべてはヨーガ教室から始まりました。

　二人の子育てに追われていた専業主婦でしたが、お昼はテレビ三昧だったせいか、体重が増え、「これではいけない」とダイエットのため、思い切ってスポーツジムのヨーガ教室へ。35歳の時でした。

　元の体重に戻すのに3か月もかかりましたが、この間に、ヨーガの魅力にすっかり取りつかれていました。身体が柔軟になり、全身の動きがスムーズに、しかも内分泌が活発になるのがヨーガ。ナーバスになりがちな競技スポーツとの大きな違いは、心が解放されることでした。なにしろ、家事や生理のストレスから解き放されました。

アロマセラピーとヨーガのマリアージュ

　その1年後、新たに好奇心をかき立てる対象が目の前に現れました。長男の幼稚園で催された専門家を招いての「アロマ講習会」。興味を覚えたのは、花・香草などの香りでストレスを軽減し、心身の健康をはかる療法「アロマセラピー」でした。

　さっそく、「アロマ教室」へ通うかたわら、「アロマって、本当に効くのかな?」と、その効果のエビデンス(科学的根拠)を検証したくて、日本アロマセラピー学会のセミナーに参加して、研究発表に耳を傾けました。

　そこで知ったのは、香りが鼻から脳へ、肺や皮膚から血液へ伝わり、

その成分が身体の不調を改善する、治験の数々でした。例えば、認知症や動脈硬化、更年期障害なども改善された実績には驚かされました。「アロマセラピーを実践したい」という強い衝動に駆られ、なんとしてもアロマセラピストの資格を取得したくて、36歳にして挑戦。生来の勉強嫌いを返上した執念が実り、なんとかクリアできました。

　あくまで主婦の健康志向の趣味でしたので、このことが、後の「インセンス×ヨーガ」の発芽にいたるとは、その時は思いもしませんでした。

　さらにその後、自ら考案した「チャクラ・アロマ・ストレッチ」の講座を担当する機会を得ることができました。独自のメソッドでしたが、健康ブームに乗って、スポーツジムが競合する時代で、人気のヨーガに新しいプログラムが求められていたこともあり、指導者への船出には幸いしました。

　15分からはじめたレッスン時間も、30分、45分と延びていって、最後にはスタンダード・コースが、60分で落ち着きました。

　これが、香りとヨーガのマリアージュを目指す和佳奈オリジナルの序章となりました。

インストラクター資格を得て、さらに前へ

「本格的なヨーガ指導をしたい」

　日々、受講者のみなさんと接するうちに、そんな強い気持ちが頭をもたげてきました。

「よし、ヨーガのイントラクターの資格を取ろう」と決心したのが、40歳の時。事を始めるには、遅い気もしましたが、「始めるのに遅い早いはありません。ヤル気さえあれば」と、55歳で仏門に入った母に背中を押されました。そのおかげで、「Les Milles」のボディヒーリング（現ボディバランス）にはじまり、「EARTH YOGA」でメディテー

ションヨーガ、「YMC」でフェイシャルヨーガ、ケン・ハラクマの「き
れいになるヨガ」と、次ぎから次へとインストラクター資格を取得で
きました。

　ともかく貪欲でしたね。出遅れた分、「ヨーガを極めたい」という焦
りがあったのかもしれません。香りとヨーガを組み合わせた"和佳奈
式プログラム"を、さらにグレードアップしたことで、受講者のみな
さんの喜びも倍加する結果につながり、遅咲きながら当初の目標はあ
る程度達成されました。

　ところが、2年ほど続けるうちに、「このままでいいのだろうか?」
今後は「どう発展させれば?」と自問自答する日々が続きました。

　というのも、2003年以降に始まった日本の第2次ヨーガブームは、
アメリカのハリウッドセレブを中心に起こったブームの影響が強く、
美容やダイエットに結びつくエクササイズ志向に流れ、少なからず疑
問を感じていたからです。

　ヨーガの基本は、「調身」「調息」「調心」ですから、「調身」に偏重した
傾向から脱するには、"呼吸"と"心"を強化しなければならないと自分
なりに考えていました。

　ヨーガの根本教典『解説ヨーガ・スートラ』(佐保田鶴治著、平河出
版社、1983年) には、ヨーガとは「心の作用を止めること」と定義さ
れています。「無感情」になるのではなく、その場の感情に左右されな
い落ち着いた心の状態を得て、自分と向き合うためだと、著者の佐保
田先生は解説しておられます。

「原点回帰しよう」そして「さらなる進化を」─そんな気持ちに突き動
かされて、自分の道を探すためにスポーツジムを退職、フリーのイン
ストラクターとして独立しました。45歳からの自立、イバラの道が
待ち受けているのも覚悟のうえで……。

「ヨーガ禅」に光明を見出す

　東京・埼玉のいくつかのスポーツジムで「和佳奈式アロマ・ヨーガ」の教室を掛け持ちしながら、「自分の道」を模索する苦悶の日々が続きました。

　そんな時、一筋の光明を与えてくれたのが、東京・神田の古書店で偶然目に留まった佐保田先生の『ヨーガ禅道話』(人文書院1982年)です。『ヨーガ・スートラ』の翻訳者である大阪大学名誉教授の佐保田先生は、退官後に始めたヨーガによって長年の虚弱体質を克服されました。20年に及ぶ体験から「ヨーガは単なる健康体操ではなく、瞑想を中心にした行法であって、心身一如の教えである」と、敢えて"ヨーガ禅"と唱えられて、宗教法人「日本ヨーガ禅道院」を創設されましたが、その道場で語られたヨーガ講話集でした。

　なかでも、「瞑想の本質と実際」の章に心が鷲摑みにされました。その一部を抜粋しますと——。

「道元^(注1)さんの有名な言葉に、『仏法を習ふといふは我を忘るるなり』という一文があります。仏教ではなく、仏法です。……その仏法をくり返し修行することは自分を忘れることだと言っておられるのですね。自分を忘れる、自我をなくすことが修行というわけです」

「この一文の後にはさらに『我を忘るるといふは万法に証せらるるなり』と続きます。我を忘れることはヨーガ・スートラの思想と一致します」

「自我とは眞我の影ですね。自我と密接に結びついている妄念、つまらない心を自我から引き離していくと、自我は自我のもしの姿である眞我にだんだん近づいていきます」

「瞑想を深めるなら、禅を学べ」と、ご教示を受けた感じがしました。

　すでに他界されていた佐保田先生から直接お話はうかがえませんでしたが、その遺作が語りかけてくださったのは、まさに運命的な出会いだったと言えます。

"禅に学ぶ"新たな道への旅立ち

　禅(注2)の道に足を踏み入れることで、「自分の道」に立ちはだかる、いくつもの扉が次々と開かれていきました。

　まず、参禅です。幸いだったのは、臨済宗建仁寺派の禅寺、京都・大原にある寺院の住職だった母が坐禅会を開いていたことでした。

　坐禅堂に入ると、住職から「坐禅する姿そのものが"仏"であり、修行そのものが"悟り"であるというのが禅であります」と教えられます。

　作法は、如来の結跏趺坐(注3)の坐相を整え、あごを引いて、口を軽く結び、半眼にして1m先に視線をおとす調身、次いで、口を閉じて、静かに細く長く息を吸い、下腹あたりからゆっくりと吐く調息、最後は吐く息と吸う息の2つに集中して、呼吸そのものになりきる調心の3段階です。

　そこで気がつきました。「ヨーガの3要件と同じではないか」と。

　そして、坐禅の開始の印として焚かれるお香に、心身が浄化されていく自分がいました。それは、日頃取り組んでいるアロマエッセンシャルオイルとヨーガの和佳奈式では味わえない感覚でした。

　学生時代に試合当日のナーバスな気持ちを、祖母がお香をたき込めた仏間で癒やした思い出が甦りました。たおやかに自律神経が整えられていく感じです。

　母が言いました。「そうでしょ、お香の煙の力で空間だけでなく、あなたの心も浄化して、瞑想を深めるのよ。だから調心を極めたいなら、お香も勉強しなさい」

　このひと言に触発されて、次のステップへ。創香師の資格を取得するために門を叩いたのは、香川県の創香師でした。

　お香の聖地・淡路島ではなく、なぜ、香川県を選んだのか、首をか

しげる方もおられるでしょう。実は同師が香川大学との共同研究で「お香の心身のリラックス効果に加え、作業中の集中力を高める作用」を実証したエビデンス（科学的根拠）に心が動かされたからです。

　白檀、沈香の香木をはじめ、桂皮、山奈、甘松など多くの香原料の効用やその組み合わせの配合具合などに徹底的に取り組みました。そんな過程で、白檀（サンダルウッド）、乳香（フランキンセンス）や霍香といったアロマオイルと共通するものがあることも知りました（詳しくは、Chapter 4　インセンスの種類と効能の項を参照）。

　これがヒントになって、「お香もヨーガに加えれば、より瞑想効果が高まるに違いない」と思い、「インセンス×ヨーガ」の発想が生まれました。

　この間、母が副執事となった"ねねの寺"として知られる臨済宗建仁寺派の京都・高台寺で、何度も開かせていただいた「坐禅とお香の会」では、自ら調香したオリジナルの"ねねのお香"が参加者の好評を得ました。観光会社がツアーを仕立てるほどでしたから。

　これですっかり自信を得て、資格を取得すると同時に、「インセンス×ヨーガ」のメソッドつくりに着手したのが、50歳。ヨーガと出会って15年、ようやく"自分の進むべき道"である「インセンス×ヨーガ」誕生の瞬間を迎えました。

（注2）　禅　サンスクリット語のディヤーナ（dhyana）の音写で、静かに考えることの意。坐禅も意味し、ヨーガとよばれる瞑想法のうち、精神統一の部分が仏教に取り入れられた。中国と日本で極度に洗練され、独自の思想として発展。とくに日本の中世禅院では、坐禅と瞑想だけに縛られず、水墨や書跡、能楽、茶道の芸能が生まれ、精進料理や懐石料理の確立にも寄与した。

（注3）　結跏趺坐　坐禅の座し方で、左ももの上に右足を乗せ、次いで右ももの上に左足を乗せ、両足と尻との3点でバランスよく座る。手は、右手のひらを上に向け、その上に、左手のひらを上にして重ね、両手の親指の先端をかすかに合わせる。

呼吸法もまた、禅に学ぶ

　調息である「呼吸法」もまたさらなる進化を求めて、模索の旅を続けているなかで、新呼吸法「時空」を考案された医学博士の帯津良一

先生（埼玉・川越の帯津病院名誉院長）との出会いが、新たな扉を開いてくれました。

　この「時空」による「養生塾」が全国各地で注目を集めていると聞いて、「どんなものなのか」と興味半分で、池袋の「養生塾」を訪れたのは、フリーになって間もなくの2012年でした。

「時空」は、気功を基調にした独自のもので、ストレッチの「予備功」から整理運動の「収功」まで6つの部分で構成されていて、とくに興味を覚えたのは、次のような作法でした。

「気となじむ」天の気、地の気を体内に入れて、細胞のひとつひとつに行き渡らせる。

「4億年前を思い出す」4億年前に水中から陸へ移った人間の祖先は、エラ呼吸から肺呼吸へ進化するのに波打ち際で300年も要したといわれ、そこで身につけた呼吸のリズムが打ち寄せる波のリズムだったそうで、そのリズムで呼吸する。

「虚空と気の交流をする」吸う息で、手のひらを通して、虚空の気を体内に入れ、吐く息で、体内の気を虚空に手渡す。これをくり返すことで、体内の場のエネルギーを高めていく。

帯津博士、白隠禅師の養生法を医療現場で実践

　外科医として癌の治療に当たられていた帯津先生は、身体の部分しか見ない西洋医学の限界を感じて、身体全体を考える東洋医学に着目され、国内はもちろん中国にも出かけて、漢方や気功などを研究、体得されました。そこで西洋医学と東洋医学の融合を推進され、ホリスティック医学 ^(注4) の道を拓かれた日本の先駆者です。

「医療気功30年の経験のなかで、唯一わかったのは、気功こそが、生きながら生と死を統合するための方法論だということです」

　まるで禅問答のような帯津先生の言葉に戸惑っていると、「白隠さ

んの気功健康法がすべての原点ですよ」と付け加えられました。

「そうだ、白隠さんに学べということなのね」

　この瞬間、遠い存在だった白隠禅師との距離が一気に縮まりました。

　のちになって、臨済宗・禅尼の母がかつて「癌になったら、命を預けたい」と帯津先生の"追っかけ"だったことを知って、不思議な縁を感ぜずにはいられませんでした。

　ともかく、白隠禅師は臨済宗中興の祖といわれる江戸中期の禅僧で、自らの書「夜船閑話」で説かれたのが気功による養生法。現代人からも強い関心を集めています。

　この養生法は、禅修行をやり過ぎて禅病になり生死をさまよっていた白隠さんが、京都・北白川の仙人・白幽から「内観の秘法」を授かって奇跡的に快復し、この経験から考案した自己治療法で、若い多くの修行僧を禅病から救いました。

「内観の秘法」(注5)とは、気功における丹田呼吸法ともいえるもので、丹田(下腹部)に気を送りこむ法です。同じ気を用いた「軟酥の法」(注6)も考案されました。

　この呼吸法こそ「ヨーガに取り入れるべきではないか」と習得を決断しました。

　白隠禅師が眠る静岡・沼津の松蔭寺に出向いて誓いを立て、帯津先生など諸先輩の指導を仰ぐ一方、仏教ヨーガや調和道丹田呼吸法(注7)にも取り組みました。

　自ら納得するまでに2年の歳月を費やしましたが、ようやくヨーガに取り入れるべき呼吸法に辿りつくことができました。

　2017年にあらたな船出を迎えた、新和佳奈式「インセンス×ヨーガ」は、今や5年にわたる実績を積み上げられるまでになりました。

(注4)　ホリスティック医学　全体観医学とも言われ、西洋医学だけでなく、東洋医学・心理療法・食事療法・民間療法などさまざまな方法を用いる治療。アメリカに10年遅れで、日本でも1987年に「日本ホリスティック医学協会」(初代会長・帯津良一)が設立された。

(注5)　内観の秘法　禅の基本的な考えである「頭寒足熱」の観想法。下腹部から下肢・足の裏まで温かくして、全身を気持ち良くする法。具体的な実践法は、Chapter3の白隠禅師の『内観の法』を参照。

（注6）　軟酥の法　自己暗示によって潜在意識を変えさせる精神療法。卵大の軟酥（酥はバターの意）を頭に乗せたイメージで、それが頭から足の先まで流れ込んでいくのを想像します。具体的な実践法は、Chapter3の「ヨーガの調心（瞑想法）」の項で説明。

（注7）　調和道丹田呼吸法　明治時代に藤田霊斎が創案した呼吸法で、白隠禅師の内観の法の影響を受けている。身体の自然治癒力を高め、心の安定・活性化を促し、スポーツ・武道・芸道などの上達に効果がある。この呼吸法が重視するのは、横隔膜を鍛えることで、3回連続して息を吐いて、一息で自然に空気を吸う「三呼一吸法」と、みぞおちに手を当てて固定したまま、吸う時は上体をややそらし、吐く時は前傾する「波浪息」などがある。

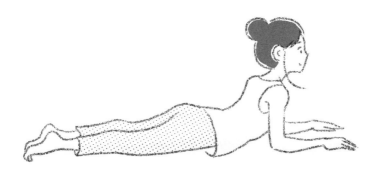

chapter 2

インセンスの
基礎知識

インセンスを知りたい！

偉大なるインセンスを使う ⋯⋯⋯⋯⋯⋯⋯⋯⋯⋯

インセンスってなに？

　インセンス（incense）は、お香、芳香を意味する英語で、狭義には、練り香ですが、芳香効果を取り入れた和佳奈式ヨーガでは、アロマエッセンシャルオイルも含めた香りを広義のインセンスと呼んでいます。だから、敢えて和佳奈式「インセンス×ヨーガ」と名づけました。

　異論もあるでしょうが、瞑想を最終の目的とする本来の「ヨーガ」を実践するうえで、塗香や薫き香、それにアロマエッセンシャルオイルの芳香を加えたインセンスの効果が、多くの体験者から高い評価を得てきました。それに、歴史的にみても、根っこはいずれも同じだと考えています。

脳に直に働きかけるインセンス

　そのインセンスの効能、科学的な裏付けはどうなのでしょうか。

　日本アロマセラピー学会の塩田清二・名誉終身理事長は、著書『＜香り＞はなぜ脳に効くのか』（NHK出版 2012年）で次のようにおっしゃっています。

　「いいにおい＝＜香り＞を嗅ぐことは日常と非日常を切り換える、スイッチのような役割を果たしている」

　このような見解をお持ちで、さらに人間がどのように香りを感じるかについて医学的な観点から、こう述べられています。

　「気化した"におい分子"と呼ばれる物質が、鼻腔内の嗅上皮にある粘液層に溶け込み、嗅神経を刺激して電気信号（神経インパルス）を発

生させます。その信号が脳の嗅球（きゅうきゅう）に伝わり、脳が"におい"を感知します。つまり、においは脳、しかも脳の深い部分（視床下部や大脳辺縁系）に直接作用するために、自律神経や内分泌系、あるいは感情や情動行動に影響を与えることが明らかになってきました」

このように、今では、香りと脳との相関関係は医学的にも解明されつつあります。

再び注目される「プルースト効果」をご存じ?

「ある特定の香りを嗅ぐと、それに関係した記憶が呼び覚まされる」そんな心理現象を、すでに認識していたのが、ベルエポック（19世紀末〜20世紀初頭）のフランスの小説家マルセル・プルーストです。

半生をかけて書き上げた長編大作「失われた時を求めて」の中で、主人公が紅茶に浸したマドレーヌの香りから幼少期の記憶が鮮やかに甦る描写をしています。これが彼の言う"無意識的記憶"で、このにおいが過去の記憶を甦らせることを、「プルースト現象」「プルースト効果」と呼んでいます。

あくまでも彼が感覚で捉えたこの現象を科学的に検証しようと、数年前に花王感性科学研究所や愛知医科大学などの研究グループが挑みました。日本ストレス学会で発表した検証結果によりますと、"快感"に関わる大脳前部（前頭眼窩野）や、"記憶"に関わる大脳内側（後部帯状回）の働きを活性化させるだけでなく、"炎症"を引き起こす血液中の物質を減少させる効果もわかりました。

このように、インセンスが心身にもたらす効果を考えると、和佳奈式ヨーガに欠かせないアイテムであることがおわかりいただけるのではないでしょうか。

お香とアロマオイルの基礎知識

インセンス（香木・香材、アロマオイル）の種類と効用

お香とアロマオイルの薬理作用は？

　邪気を払い清めるために、古くから使われてきたお香。アロマセラピーが日本でも普及するのにともなって、お香も「リラックスやリフレッシュ、疲労回復の効果がある」と注目されるようになりました。「本当にそうなんだろうか」と疑問を持たれる方も多いでしょう。そこで前出の日本アロマセラピー学会・塩田清二博士の実験結果の一端をご紹介します。(出典・塩田清二著「＜香り＞はなぜ脳に効くのか」)。

　お香を嗅いだ後に採取した唾液の成分を分析した結果、コルチゾールの濃度が下がりました。緊張やストレスによって上昇するコルチゾール、通称ストレスホルモンが下がったということは、リラックス効果が得られたという証しです。また、抗酸化力は逆に上昇しました。酸化によって体内に生じる「錆」を消す抗酸化力が強くなったことを表しています。

「錆」が増えると、病気や老化加速の原因になるわけですから、それを抑えるお香の薬理作用の研究が進めば、ゆくゆくは病気の予防やアンチエイジングも期待できるのではと……。さらに、お香は、鼻からの吸収と皮膚からの吸収を同時に行う塗香という方法が古くから伝えられてきたのは、薬理効果からみて注目すべき点ではないでしょうか。

　一方、アロマ・エッセンシャルオイル（精油）を用いたメディカル・アロマセラピーは、今では補完代替医療として、治療や症状の緩和のほか、未病対策としても用いられています。それだけに、さまざまな精油の有効性を示す臨床結果が世界各国で発表されており、さらに研究が進むとともに、アロマオイルについては、きびしい国際基準

と規制が実施されています。

　本書も精油の種類と効用は、国際基準に従って選択しました。そのため、和佳奈式では、合成オイルをいっさい使用しておりません。なお、本書が唱えるインセンスの種類と効用の詳細は、Chapter4の項をご覧ください。

和佳奈式オリジナル合わせ香（スティック香と塗香）

目的別の合わせ香

　平安時代に合わせ香の基本となった「六種の薫物」が貴族の間で大流行しました。それは、空薫で各人が独自の香りを創造して楽しむ趣味的なものでした。それに対して、「和佳奈式オリジナルの合わせ香」は、「心身の健康」「心の幸福」をめざす実利的なものと言えます。

　ヨーガの力をより高めるために、心身に与える香りの効能を「合わせ香」でいかに紡ぎだすか試行錯誤を重ね、これまでの経験則も活かして創りあげました。香木に関しては、足利義政たちが行った「六国五味」の分類法から、五味を香りの特徴に加味しました。五味とは、「甘（あまい）」「酸（すっぱい）」「辛（からい）」「苦（にがい）」「かん（塩からい）」です。

　アロマエッセンシャルオイルの組み合わせのエビデンスはどうなのでしょうか。「自律神経失調症やホルモンの代謝異常、免疫低下など生活習慣から引き起こされる症状は、精油をうまく組み合わせれば十分に改善できます」と、医療現場でアロマセラピーを長く実践してこられた川端一永博士が断言された、このひと言に強い影響を受けました。

　本書では、川端先生の数多くの治験の事例も参考に、これまでの自らの実績と合わせて、精油の組み合わせを構築しました。そのうえで、「ストレス解消」「痩身」「集中力アップ」「頭痛の緩和」など目的別に22種類の合わせ香（精油は8分類）を新たに創香しましたが、覚えやすいように独自のネーミングをいたしました。ただ、香料や精油の配合

比は、オリジナルなので公表は差し控えさせていただきます。和佳奈式合わせ香の使用法は、お香が塗香（ずこう）と薫き香（たきこう）、精油（エッセンシャルオイル）が芳香と塗布になります。

塗　香

身体に直接塗る方法で、鼻から脳へ、肌から血液に香りの成分を浸透させる効果があります。インドでは古くからあった香木の粉を身体に塗る消臭の習慣が、身体を清め、邪気を払うという意味で仏教にも取り入れられました。また、常温で香るタイプのお香そのものも意味します。数種の香木や香原料を混ぜ合わせて粉末にしたものです。

塗　香とは？

読んで字の如く、「塗るお香」。香木と漢方原料を粉末状にして調合したもので、肌に直接塗って使用します。

体温によって温められ、香りが立ち上がります。現代では「和の香り・ボディパウダー」と言われています。

塗香は「最初のお香」とも言われていて古い時代にお釈迦様も使用していました（諸説あり）。天然和漢植物を乾燥させ、粉末にしたものが使われています。指でひとつまみ取り、手のひらに乗せ、両手ですり合わせて手首や耳のうしろ、胸元に塗って使用します。

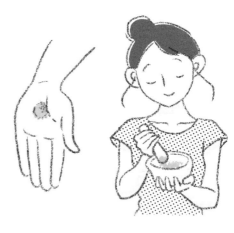

混ぜるための乳鉢

塗香の手順

塗香は粉末状のお香を、用途に合わせて調合し、肌に直接塗ります。

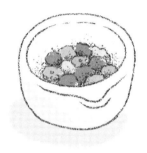

乳鉢に、色々な種類のお
香の粉末を入れて混ぜ合わ
せます。

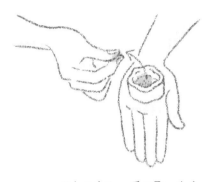

ひとつまみ、手に取ったら、
両手をすり合わせます。

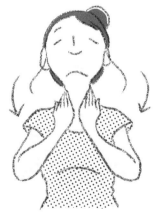

首すじや耳のうしろなどに、
優しくすり込んでいきます。

※塗香、お線香（スティック、コーン、うずまき）は、いずれも手作りできます。
　個人スタジオや、寺院で行うレッスンでは、受講者は、ヨーガレッスン前
　に世界で一つだけの自分のオリジナルの香り（塗香・薫き香）を創り、そ
　の塗香を使って、レッスンに参加します。薫き香（スティック、コーン、う
　ずまき）は、乾燥させてから使用するため、自宅に帰ってから、香の記憶
　を呼び戻し、自己レッスンをお楽しみください。

薫 き 香

　直接火をつけるタイプで、スティック、渦巻き、コーンなどの形状がありますが、和佳奈式では、3種類を採用しています。すべて天然もので手作り。手軽に使えるお香です。鼻から脳へ、肺から血液へ香りの成分が浸透するだけでなく、煙の流れを見つめることの心理効果もあります。

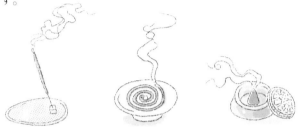

芳 香 浴

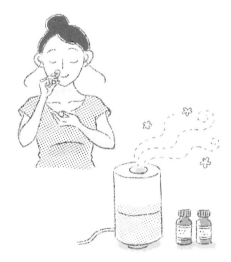

　ディフューザーを使って精油を空間に拡散させる方法で、気軽にアロマセラピーができます。ボトルから直接香りを嗅いだり、両手に1、2滴垂らして香りを嗅ぎます。鼻から脳へ、肺から血液に香りの成分を取り込めます。

塗 布

　アロマ・エッセンシャルオイルは、キャリアオイル（ホホバオイル、ココナッツオイルなど）で希釈して、改善したい体の部位に塗り込むことで、香りの成分が効果を発揮します。

chapter **3**

ヨーガの基礎知識

ヨーガの基礎知識

ヨーガを知り自分を整える

ヨーガとは？

「ヨーガって何ですか」

　受講者からこんな質問をよく受けます。

　そんな時、こうお聞きすることにしています。

「ヨーガを始められた動機は？」

　ほとんどの方が、「健康のため」「痩身のため」と答えられますね。なかには「ストレス解消」「精神集中」「更年期障害の緩和」を目的にした方もいらっしゃいます。

　たしかに、健康志向の高まりとともに、身体的なポーズ（アーサナ）を中心にしたエクササイズの「現代のヨーガ」が、大きな潮流になっているからでしょう。しかし、本来、インド発祥の伝統的なヨーガは、「ポーズ（調身）」「呼吸（調息）」「瞑想（調心）」によって心身のバランスを整える宗教的な行法でした。

　これは、人生の究極の目標である輪廻からの解脱を達成するために生まれたもので、紀元前10世紀ごろに始まるインド哲学がもたらした歴史的な遺産と言えるのではないでしょうか。原点に立ち返るのも、ヨーガを体得するためには大切なことだと思います。昔から「温故知新（故きを温ね新しきを知る）」と言われているじゃありませんか。

ポーズをこなすだけがヨーガではない

　痩せるためにヨーガを始めた私も、当初は完ぺきにポーズをこなすことだけに熱中しました。ところがある日、ポーズの一瞬一瞬に、筋

肉や骨が鍛えられるだけでなく、脳や循環器系、神経系、さらに心にも作用することに気づきました。

「ヨーガ」という言葉は、サンスクリット語で「結ぶ」「交わる」「つなぐ」などを意味していて、まさに「心」と「身体」を結ぶことの本質が、少しずつ体得できていくのを感じました。

　なお、YogaのYoは長母音なので、「ヨーガ」と発音します。「ヨーガは奥が深い」ことを知って、インドの宗教や哲学などの関係書物を読みあさりました。なかなか難解で頭が痛くなりましたが、そんななかで、次のステップへ導いてくれたのが、ヨーガの根本教典といわれる「ヨーガ・スートラ」(注8)と動的ヨーガの教典「ハタ・ヨーガ・プラディーピカー」(注9)でした。

「ヨーガ・スートラ」の唱える修行の8ステップ「八支則」(34ページを参照)や、「ハタ・ヨーガ」の調息法やチャクラ(エネルギー中枢)などに数か月かけてトライしてみました。その結果、意識的に呼吸することで、集中力が高まり、身体の隅々にまで意識が行きわたりました。また、瞑想によって観察力や洞察力が向上するとともに、自分との調和、社会との調和がはかれるようにもなり、言いかえれば、"真の自分"を知り、ふしぎと「動じない心」が得られました。しかも、物質への執着が消え、内面の豊かさを求めるようになった価値観の変化に自分でも驚くほどでした。

(注8)　ヨーガ・スートラ　バラモン教(インド哲学)ヨーガ学派の教典で、ヨーガ修行による解脱を説いている。5世紀ごろに、それまでのヨーガに関するものをまとめたもので、「ヨーガとは心の動きのニローダ(止滅)である」という定義から始まる。仏教特有の用語ニローダを使っていることからも、仏教の影響が色濃くみられる。ヨーガ学派も仏教も「この世や人間の存在を苦とする」見方で、そこから離脱するための手段がヨーガ。その方法論を8つのステップに分けて説明しているのが、「八支則」(八支足)である。

(注9)　ハタ・ヨーガ・プラディーピカー　14世紀ごろに誕生した「ハタ・ヨーガ」が、約300年の歳月を経て17世紀に体系化されたもので、ポーズ(アーサナ)と呼吸法を柱とするヨーガとなった。「ハ」は「太陽」、「タ」は「月」を意味し、陰陽の二元を合一させることで至高の歓喜が得られると説いている。静的な「ヨーガ・スートラ」に対して、動的ヨーガと言われているが、高度な心の抑止の境地「三昧(さんまい)」に至るのは同じである。この伝統的なヨーガは、今、世界に広がる、アーサナ偏重の「ハタ・ヨーガ」とのつながりは極めて弱いと言われている。*三昧は、「八支則」の第8ステップであるサマーディ(サンスクリット語)の音写で、仏教やヒンズー教における瞑想の極致。精神集中が深まり切った状態をいう。

八支則 (はっしそく) とは？

没我状態の「三昧（サマーディ）」にいたるまでの具体的な方法と思想が8つのステップで解説されたものです。

ステップ1

ヤーマ Yama（禁戒）　日常生活でストレスを生まないための5つの道徳規範。
1. 暴力をふるわない（アヒムサ Ahimsa）
2. ウソをつかない（サティア Satya）
3. 盗まない（アステーヤ Asteya）
4. 不適切な交わりを慎む（ブラフマチャリア Brahmacharya）
5. 物事に執着しない（アパリグラハ Aparigraha）

ステップ2

ニヤーマ Niyama（勧戒）　日常生活で心身の浄化をはかるための5つの行動規範。
1. 清潔を保つ（サウチャ Shaucha）
2. 足るを知り、感謝（サントーシャ Santosha）
3. 熱心に取り組む（タパス Tapas）
4. 自己探求・学習（スヴァディアーヤ Swadhyaya）
5. 祈り・深い瞑想の体験（イシュヴァ・プラニダーナ IshwaraPranidhana）

ステップ3

アーサナ Asana（座法・ポーズ）　深い瞑想を得るための理想的な動作の姿勢。いわゆる調身法で、さまざまなポーズをとることによって、自律神経が整えられるうえに、筋肉も柔軟になり、骨格の不調も軽減されます。

ステップ 4

プラーナーヤーマ Pranayama（呼吸法）　日常生活で心身の不調が起こると、呼吸が乱れますが、この呼吸の動き（リズム）をコントロールする調息法です。実は、調身と調心を結びつける大切な役目を担っています。

ステップ 5

プラッティヤーハーラ Pratyahara（制感）　五感を研ぎすまし、コントロールして、外向きの心を内向きに転換します。小宇宙である自分の心身のリズムを、大宇宙のリズムと一体化させる調心法です。

ステップ 6

ダーラナー Dharana（意識の集中）　雑念を排除して、心の内側の対象に意識を集中させます。他のものが心に侵入できない状態になれば、もう何も問題はありません。

ステップ 7

ディヤーナ Dhyana（瞑想）　心が乱れることなく、内側の対象に集中、そのイメージが一体となると、とても安らいだ状態が感じられます。ちなみに、「禅」はこのディヤーナが訛った語の音写です。

ステップ 8

サマーディ Samadhi（三昧）　精神集中が深まりきった没我状態になり、心は対象そのものと一体化して、「陶酔」の境地に入ります。ヨーガ行者の場合は、生や時間の支配から離れ、永遠の今を生きる者となり、この解放された状態は「アーナンダ（喜悦）」と言われます。

「ヨーガ・スートラ」と「ハタ・ヨーガ」との違い

「ヨーガ・スートラ」の成立から、1200年後の17世紀に体系化された「ハタ・ヨーガ」では、八支則から「ヤーマ」と「ニヤーマ」の道徳規範や行動規範を除いた心身の修練の六支則に絞られています。なかでも、アーサナはポーズの数が増え、呼吸法のプラーナーヤーマは、呼気、吸気、保息の方法論が加えられました。精神的、身体的、霊的な力を高めるためだと説いています。

　ハタ・ヨーガの成果については、「身体が引締まる」、「表情が明るくなる」、「神秘的な音が聞こえる」、「目が輝く」、「幸福感が得られる」、「エネルギーが活性化する」などと言われてきました。

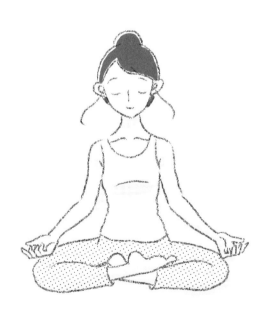

ヨーガの基本は、「調身」「調息」「調心」

　ヨーガの基本は、調身、調息、調心の3点で、言いかえれば、「ポーズ（アーサナ）」、「呼吸（プラーナーヤーマ）」、「瞑想（ディヤーナ）」から成り立っています。初めて受講された方々から「痩せられますか」「身体が柔らかくなりますか」などと肉体的な質問をよく受けます。そんな時、なぜヨーガがこの3つの組み合わせでできているか説明するようにしています。

　「単なるエクササイズではありません。ヨーガは、肉体と精神を鍛える身体技法です。本来は、肉体と精神を結びつけ、瞑想の先に真の自分を見つけて、宇宙と一体となるのが目的です。だから3つのどれが欠けてもヨーガとは言えません」

　最初は、ポカーンとされていた方も、続けるうちに3000年余にわたってインドで培われてきたヨーガの本質（人間哲学）に気づかれます。
　それは、ヨーガが普段の腹筋や筋トレと違って、インナーマッスル（深層筋）が鍛えられ、骨格の歪みや姿勢が改善されるので、肩こり・頭痛・腰痛・むくみなど肉体的な不調が改善されたことを実感するからでしょう。また、精神的には深い呼吸によって自律神経のバランスが整えられるので、うつ症や不眠が改善され、ストレスも解消されることも、みなさん、身をもって感じられているようです。
　さらに、ポーズとともに深い呼吸を行うので、筋肉や関節の可動域が広がっていくのを経験されているからに違いありません。レッスンが終わると、みなさんがおっしゃいます。

　「ああ、心が軽くなった」

そうなんです。さらに継続されれば、心が統一され、安定した状態の三昧（サマーディ）の無我境地に達することができますよ、とお話ししています。

さて、「ポーズ」、「呼吸」、「瞑想」それぞれについて、和佳奈式の説明をいたしましょう。

「調身」骨格と深層筋肉を鍛え、内臓機能を改善します

まるでアクロバットみたい、そんなイメージをもたれる身体的ポーズですが、決してそうではありません。ひとつひとつに意味があり、身体的な効果が認められています。その数は、バリエーションを合わせれば300種類を超えます。運動効果も、「内分泌の活性化」「自律神経の調整」「内臓機能の促進」などさまざまな作用があります。

和佳奈式では年齢や体質に関係なく取り組んでいただける、ストレッチを除いて34種類のポーズ（坐位12、立位11、逆転6、臥位5）に絞りこんで、それぞれの動作のポイントと効果をまとめました。（Chapter5ポーズの種類と効果の項を参照）

「調息」呼吸法は、身体と心を結ぶ、大切なブリッジです

ふだん無意識に行っている呼吸ですが、実は前述の新呼吸法「時空」を考案された医学博士の帯津良一先生は「岸に打ち寄せる波のリズム」によって大自然との同調を指導しておられます。生まれたばかりの赤ちゃんの呼吸は、まさに自然のリズムで行われている理想の形なんだとも。

ところが、大人になると、心の動きに左右されて、気づかないうちに呼吸のリズムに乱れが生じてしまいます。この呼吸の乱れを整えるのが、ヨーガの呼吸法です。

本来、自律神経によって無意識に横隔膜を上下させる腹式呼吸が行われていますが、これをアーサナとともに運動神経を働かせて意識的に整える呼吸法です。この呼吸法が身体と心を結ぶことから、心身の調和が生まれます。

　単独で行う伝統的な呼吸法には、「プラーナーヤーマ」や「イダ・ピンガラ」などがありますが、和佳奈式では、白隠禅師の「内観の法」を取り入れております。

腹式呼吸法

　お腹をへこませて、横隔膜を十分に引き上げて、息を吐き出します。

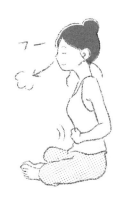

　続いてお腹を大きく膨らませて、横隔膜を思い切り下げて、肺を新鮮な空気で満たします。これが、アーサナとともに行う腹式呼吸の基本です。

　基礎代謝が高まり、体中の細胞が活性化して、精気が甦ります。

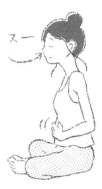

1. おへそより下の下腹部、丹田（たんでん）を意識する
2. 鼻から息を吐き出し、お腹を凹ませる
3. 鼻からゆっくりと息を吸い込み、お腹を風船のように膨らませる
4. 息を吸った時より、息を吐き出す時に時間をかけてゆっくり行う
5. 手をお腹にあて、動きを確認しながら行うとよい

白隠禅師の「内観の法」

放下着、数息観、内観を組み合わせた仰臥禅（寝禅）です。

まず、地球の重力に身をゆだねた仰向きの姿勢を取って、次の❶、❷、❸の方法で実施します。(白隠禅師の「夜船閑話」より)

❶ 放下着　心のなかにこもる雑念を吐き出して、心をからっぽにします。

姿 勢	●気をゆるめて目を閉じる。

　　　　　　●両腕は脇の下に卵一個を入れた感じで自然に開く。

　　　　　　●両足は腰の幅ていどに開いてリラックスする。

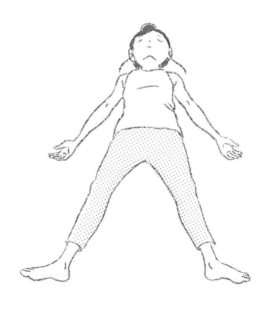

❷ **数息観**　呼吸数を数えながら丹田呼吸（へそ下に意識をおく呼吸法）を行います。

● まず、ゆっくりと息を吐き出しながら、「いちー」「にー」と数える。吸気より長めにするのがポイント。

● 続いて、鼻から静かに大気を吸いながら、ゆっくり「いちー」「にー」と数え、吸気を下腹部に送りこむ感じで、へそ下の丹田に充実感を覚える。吸気は初心者で5秒、慣れれば10秒。

● 吸気のあと、1〜2秒息を止める。

❸ **内観**　観想（心で深く思う）を行います。

● この「呼気」「吸気」を繰り返すと、気分が落ち着き、気が全身に行きわたる。その結果、手足から全体へ、身体が温かくなり、心地よい軽い睡眠状態におちいる。

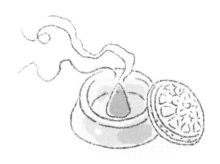

「調心」心の乱れを静めるのが瞑想です

　心を一つの対象に集中して安定させる瞑想の境地である三昧（サマーディ）の世界にいたりますが、それには、下記のような4つのステップがあります。また、和佳奈式では、白隠禅師のイメージ療法「軟酥の法」も取り入れています。

調心4つのステップ

❶ 感覚のコントロール　雑念を取り除いて無心になる。
❷ 温感のイメージ　手足から全身へ、体が温かくなるのを覚える。
❸ 瞑想　一つの対象のイメージと一体となって、安らいだ状態になる。
❹ 三昧　小宇宙の自分と大宇宙が一体となり、動じない心の境地を得る。いわゆる悟り、仏教の禅定。

白隠禅師の「軟酥の法」

　白隠禅師が白幽老人から伝授された「内観の秘法」から独自に考案した「気を巡らすイメージ療法」です。

方法
- 安座をして、背筋を伸ばし、丹田（下腹部）の位置を意識します。椅子に座ってもよいです。
- 頭上に卵大の軟酥の丸薬をのせたようにイメージします。ちなみに、酥はバターのこと。
- その軟酥が頭全体を潤し、やがて体内を上から下へと浸透していき、内臓まで達するのを思い描きます。熟達すれば、内臓の疾患や腹部の痛みが消えると言われています。
- さらに下肢から足の裏まで流れるのをイメージすると、ふしぎと足全体が温かくなるのを感じます。

●まさに香り効果をイメージした療法と言えます。その点では、和佳奈式「インセンス×ヨーガ」は、実際の香り効果を実践しています（「夜船閑話」より）。

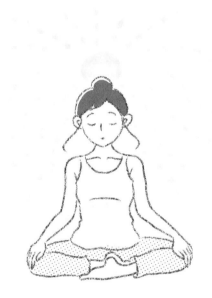

chapter **4**

「インセンス×ヨーガ」
の実践プログラムⅠ

インセンス編

「インセンス×ヨーガ」の 実践プログラム

インセンス×ヨーガのシナジー効果

こんな話をご存じでしょうか

「うま味の素には、グルタミン酸、イノシン酸、グアニル酸などがありますが、単体で摂取するよりも2種以上を同時に摂取すると強いうま味を感じます」

「2本の木材を重ねると、1本1本で支えられる重さの和より、大きな重量を支えることができます」

　これが、ある要素が他の要素と合わさると、単体で得られる以上の効果が上がるといわれる「シナジー効果（相乗効果）」です。

　このシナジー効果に着目した和佳奈式「インセンス×ヨーガ」は、香りとヨーガを組み合わせて、その相乗効果の実践に取り組んできました。

　この5年間、受講者の心身の変化を調査していますが、その数は延べ約1万8千人に及びます。調査結果から、例えば「自律神経を整える」「内分泌を活性化させる」「疲れた筋肉を目覚めさせる」「うつ症状が解消された」など、ヨーガやインセンス単一よりも顕著な効果が多く得られました。なかには、悩みのタネだった呼吸器の不調が「改善された」と、その改善効果に喜ぶ方もおられました。

　これらのデータをベースに構築したのが、日常生活の心身の不調に対応する和佳奈式「インセンス×ヨーガ」の『目的別実践プログラム』です。

　インセンスを塗香と薫き香に使用する香木と植物天然香材、芳香と塗布に活用する植物性アロマ・エッセンシャルオイル（シングル）に分類して、目的別にそれぞれ個々の特性・効能を簡単に解説します。

―――――――――――（ 香 木 ）―――――――――――

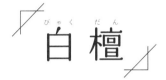

白 檀

主な産地 インド、オーストラリア、インドネシア

ビャクダン科の半寄生の常緑高木。成木になるまで30年かかります。使用するのは、立ち枯れた木皮部から削り取った芯材部分。加熱する沈香と違って常温で香り立ち、その甘くて爽やかな香りは、心を穏やかにするだけでなく、魂の浄化にもつながります。インド南部の岩山に産出するのが、「老山白檀」と呼ばれる最上品。調合香の中心素材です。

効能 脳の活性化、咳やノドの痛みを鎮静、呼吸器系の不調を改善、防虫。

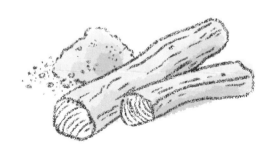

沈香

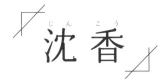

（じんこう）

主な産地 ベトナム、タイ、カンボジア、マレーシア

ジンチョウゲ科アキラリア属の常緑樹の凝着した樹脂。重くて水に沈むため、沈香（沈水香）と呼ばれます。沈着凝縮に50年、高品質のものは100年～150年もかかり、年月を経たものほどよい香りがします。加熱すると、その幽玄な香りには、優れた鎮静作用があり、精神を安定させ、心を浄化させる効果に加え、気の流れを促す強壮作用も。玄宗皇帝と楊貴妃の愛の巣には、沈香のお風呂があったと伝えられています。

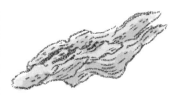

効能 ストレスを解消、呼吸系の不調を緩和、消化器系の不調を改善、利尿作用を促進。

伽羅

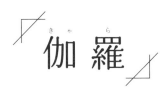

（きゃら）

主な産地 ベトナム

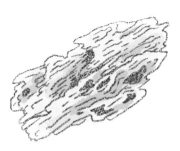

沈香と同じジンチョウゲ科アキラリア属の常緑樹で、ベトナムのみで産出されます。樹脂分が多く、含油量は50%を超え、最高でも38%の沈香との差は歴然。より低温でも芳香を放つ香道に欠かせない逸品で、産地も限られ産出量も少ない貴重な香材。その香りは、多様で複層的と言われ、鎮静と強壮の両作用も沈香と比べてより一層の効果を発揮します。

効能 沈香と同じ。

桂皮
けいひ

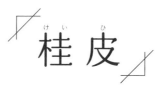

主な産地 中国、ベトナム、スリランカ

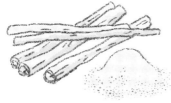

クスノキ科ニッケイ属の樹皮で、香料として、様々な香製品に幅広く重用されています。また、生薬としても健胃、解熱などに多用。スリランカ産は「シナモン」、中国・ベトナム産は「カシア」と言い分けています。その香りは、不安を解消、自信を促して、能動的な気分にさせてくれます。お香には、広南桂皮が有名。

効能 解熱作用、発汗、健胃、鎮痛、血行促進。

山奈
さんな

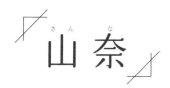

主な産地 中国

ショウガ科バンウコンの多年草で、その根と茎を輪切りにして乾燥して使います。江戸時代に南蛮から伝わり、山奈と呼ばれました。そのショウガ独特の香りは、気の流れを促し、身体を温める効果が期待できます。爽やかな香りなので、他の香料の強烈な匂いを和らげる調合香として用いられます。

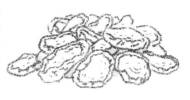

効能 頭痛の解消、消炎、腹痛、消化不良の解消、抗真菌、防虫。

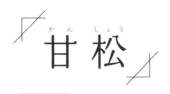

甘松
かんしょう

主な産地 中国、ヒマラヤの山岳地

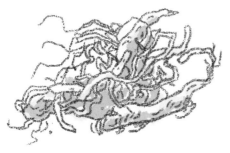

オミナエシ科の多年草の根と茎で、根は香料に、茎は生薬として用います。聖書によると、最後の晩餐の前に、マグダラのマリアがイエスの足に塗ったことで、"奇跡の精油"と呼ばれています。単独では芳香とは言い難く、沈香など他の香料と組み合わせると、香りに厚みが増すので、調合香として多用されます。

効能 鎮痛、鎮静、食欲不振、健胃。

大茴香
だいういきょう

主な産地 中国南部、インドシナ半島北部

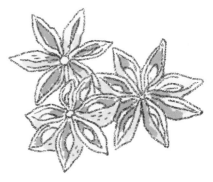

自生するモクレン科トウシキミの常緑樹の実を乾燥させたもので、八角の星形から、「八角ウイキョウ」とも。その奥行きのある爽やかな香りは、心を落ち着かせ、呼気を甘美にします。漢方薬の去痰剤のほか、インフルエンザの特効薬「タミフル」の主成分にも使われています。

効能 鎮痛、健胃、防腐、口腔清涼剤。

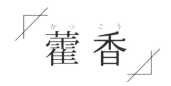

藿香
かっこう

主な産地 インドネシア、インドシナ半島

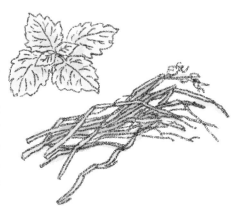

シソ科のカワミドリの葉と茎を乾燥させ
たもの。芳香もよく、身体を温める作用も
あります。甘さのある爽やかな香りは、体
の緊張をほぐし、心身のバランスを整えて
くれます。香りを引き出すためにかかせな
い調合香でもあります。中国SARSの治
療薬の原材料にも。ヨーロッパでは「パ
チョリ」と呼ばれています。

効能 解熱、鎮痛、皮膚病、消毒。

丁子
ちょうじ

主な産地 インドネシア、ザンジバル島

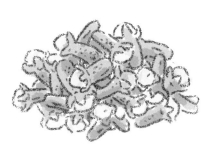

フトモモ科チョウジノキの花のつぼみで、
開花直前に収穫して乾燥させたもの。西
洋ではクローブと呼ばれ、大航海時代は、
金に相当する価値で取引されたスパイス
の王様でした。その香りは、無力感・敗北
感を解消、気力が充実して、心に余裕を
与えます。口臭消しなど防腐効果があり、
今も修行僧は口にふくむ含香に使用して
います。

効能 歯痛止め、鎮痛、口臭消し、腹を
温める、消化促進、鎮静と刺激性。

安息香
（あんそくこう）

主な産地 インドネシア、スマトラ島

エゴノキ科のアンソクコウ樹の樹脂で、傷をつけた樹皮からにじみ出る樹脂を採取します。粉末にして、薫香の保香や化粧品に用いられ、そのバニラのような甘い香りは、気分を高揚させ、内向的な精神を解放してくれます。「息を安んずる香り」の名前の由来どおり、漢方薬では去痰剤に使用。

効能 うつ症を緩和、呼吸を整える、鎮痛、抗菌。

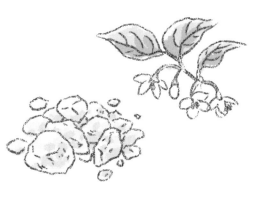

乳香
（にゅうこう）

主な産地 アフリカ、アラビア半島

カンラン科ボスウェリア属の落葉高木の樹脂で、傷つけた幹から滲み出して固まったゴム状の塊を収集します。古代オリエント、エジプトの代表的な香料の一つ。その爽やかで優雅な香りは、心を落ち着かせます。キリスト教の儀式では神聖な礼拝の象徴とされ、今でも教会などで薫かれています。

効能 鎮静、強い抗菌、痛み止め、肌を引き締める。

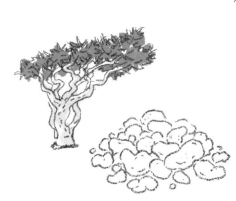

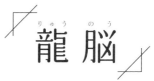

龍脳
りゅうのう

主な産地 ボルネオ、スマトラ島

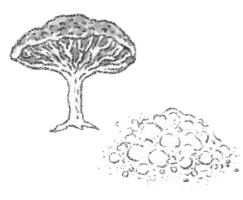

フタバガギ科の常緑大高木（樹高
50m以上）の割れ目などにできる
白い鱗片状の樹脂の結晶。調合香
に欠かせない薫香原料で、最初に
感じるのが、この龍脳の樟脳に似
た優雅な香りで、リフレッシュ効果
があります。玄宗皇帝は楊貴妃の
ためだけに龍脳を使ったそうです。

効能 鎮静、防虫、防腐。

零陵香
れいりょうこう

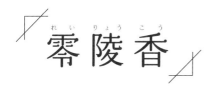

主な産地 ベトナム

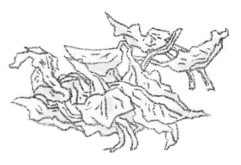

サクラソウ科モロコシソウの地上部
の全草を乾燥させたもので、「薫草」
とも呼ばれるように、その香りは強烈
で、しかもわずかな甘さを含んでいま
す。1,400年余前に唐から渡来した
鑑真和上によって仏教とともに持ちこ
まれたそうです。塗香や薫き香の香材
として使われています。

効能 強壮、芳香性健胃、鎮痛、食
欲増進。

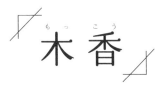

木香 <ruby>木<rt>もっ</rt></ruby><ruby>香<rt>こう</rt></ruby>

主な産地 インド、中国

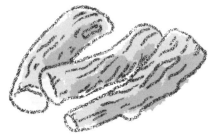

ウマノスズクサの多年草の根。黄褐色の根を乾燥したもので、芳香と苦みがあります。その薫香は、緊張を緩和して、不安な気持ちを和らげます。正倉院にある木香は日本最古のもので、唐の僧・鑑真和上がもたらしたと、「唐大和上東征伝」の目録に記されています。

効能 リラックス、防虫、防臭、健胃、鎮痛、消炎。

麝香 <ruby>麝<rt>じゃ</rt></ruby><ruby>香<rt>こう</rt></ruby>

主な産地 中国・雲南、インド

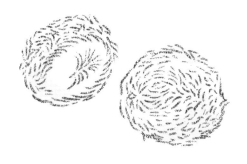

ジャコウジカの雄の下腹部にある<ruby>嚢<rt>のう</rt></ruby>の分泌物を粉末にした、動物性の香料。ムスクとも呼ばれます。メスを誘うためのもので、芳香が強く、<ruby>薫物<rt>たきもの</rt></ruby>に使われます。近年の医学研究で、呼吸中枢や血管運動中枢への効果が認められています。

効能 昂奮、強心、男性ホルモン様の各作用。

クマリン

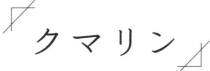

クルマバソウ、トンカマメなど多くの植物に含まれる天然香料で、特定のシナモンには高濃度のクマリンが検出されています。合成香料。

効能 抗酸化、抗菌、抗血液凝集、リンパ液の循環・血流を改善、手足のむくみ解消。

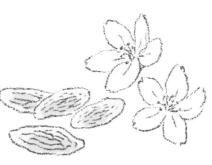

ハッカ

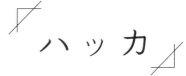

シソ科の多年草で、山地に自生するが、香料植物として栽培されています。ハッカ油は、茎と葉から水蒸気蒸留法で抽出。

効能 抗菌、鎮静、ストレス解消、消炎、鎮痛、消臭、防腐。

ハニー（蜂蜜）

ミツバチが植物の花から採取した蜜。中国最古の薬物書「神農本草経」に《百薬を和す》と、その効用が取り上げられています。

効能 体力回復、高血圧、潤肺、鎮痛、解毒、風邪予防、美肌効果。

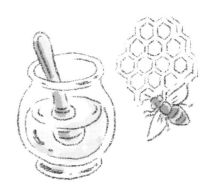

バニリン

バニラの甘い香りの主成分がバニリンです。バニラ、丁子などの精油に含まれており、梅干しにも含まれているのは驚きです。ただ、使用するのは、化学合成したバニラ香料。

効能 ダイエット、殺菌、血液浄化、体脂肪の除去、食欲増進、女性ホルモンの分泌促進、抗ウイルス。

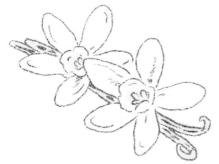

数多いシングルオイルの中でも、ヨーガに適応するものに絞って、効能別にジャンル分けしました。

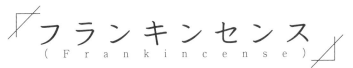

リフレッシュ　Refresh（元気回復・気分爽快）

フランキンセンス
（Frankincense）

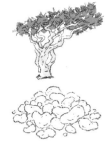

主な産地 アフリカ・ソマリア、アラビア半島の紅海沿岸地域

カンラン科の常緑樹の樹脂（乳香）を水蒸気蒸留法で抽出。古くから教会や寺院などで薫香として使われてきました。キリスト誕生に贈られた神聖な香りで、その心洗われる芳香にイライラが解消され、穏やかな気持ちになります。

効能 集中力アップ、イライラを解消、肌の若返り、抗うつ症、消炎、抗ウイルス、粘液分泌の改善。

ブレンドの相性 ローマンカモミールなどあらゆる精油に適合。

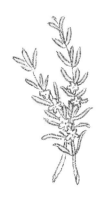

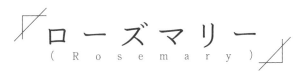

ローズマリー
（Rosemary）

主な産地 チュニジア、モロッコ、フランス、スペインなど
地中海沿岸地域

シソ科マンネンロウ属の常緑小低木の枝や葉から抽出。古代ローマ時代から"聖なる植物"として医療や宗教儀式に使われていました。その強い香りは、神経系や消化器、筋肉の不調を改善する強壮剤の働きをします。

効能 意識の覚醒、神経疲労の回復、血行不全・頭痛の解消、抗ウイルス、抗バクテリア、抗酸化、消炎。

ブレンドの相性 フランキンセンス、ラベンダー、ペパーミント、マジョラム、ユーカリプタス、レモン。

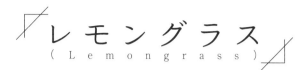
レモングラス
（Lemongrass）

主な産地 インド

イネ科の多年草で、全体に芳香があり、レモン草とも呼ばれます。葉から水蒸気蒸留法で抽出。レモンより強い柑橘系の刺激的な香りが、不安や気落ちを緩和、心身をリフレッシュして、ヤル気を起こさせます。筋肉痛や消臭にも有効です。

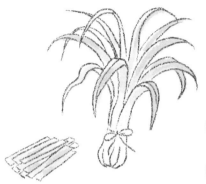

効能 鎮痛、消炎、防虫、強壮、疲労回復、消化器系の機能促進

ブレンドの相性 ラベンダー、ローマンカモミール、フランキンセンス、サンダルウッド、ペパーミント、ローズマリー。

ティーツリー
（Teatree）

主な産地 オーストラリア

フトモモ科コバノブラシノキ属の常緑樹で、その葉や小枝から水蒸気蒸留法で抽出。殺菌作用が強く、原住民のアボリジニは、何世紀にもわたってケガや皮膚の治療に使ってきました。近年、耐性菌への対応薬としても注目のハーブ。呼吸器系や泌尿器系の感染症の治療に効果があります。

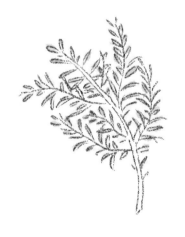

効能 一歩前進する気力、抗菌、抗ウイルス、皮膚の感染症、ぼうこう炎、ヘルペス、水虫。

ブレンドの相性 クローブ、ユーカリプタス、ラベンダー、レモン、ローズマリー。

ユーカリプタス
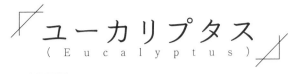
（ E u c a l y p t u s ）

主な産地 南オーストラリア

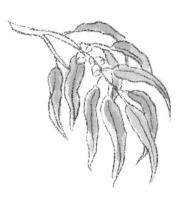

フトモモ科の常緑高木ユーカリの葉から抽出。
オーストラリアの原住民は熱病などに使ってい
たが、19世紀にドイツの植物学者ミューラー
が、そのオイルの効能を世界に紹介しました。
今では、細菌の増殖や炎症を防ぐ効果をもつ
ことが広く知られるようになりました。

効能 うつ気分・不安・混乱を解消、鎮痛、
抗カタル、殺菌、消炎、風邪・花粉症の
緩和、気管支炎の緩和。

ブレンドの相性 ラベンダー、ローズマリー、
ティーツリー。

ヘリクリサム
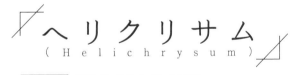
（ H e l i c h r y s u m ）

主な産地 フランス、スロベニア、イタリア

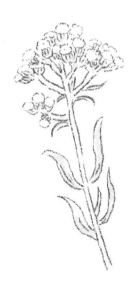

キク科ムギワラギク属の一年草で、花と茎葉から抽
出。ラテン語で"太陽の黄金"と呼ばれ、ヨーロッパ全
域で、解毒・機能促進の作用から治療に用いられて
きました。甘く爽やかな香りが、感情を和らげ深い呼
吸を促して、ストレスや怒りを鎮めてくれます。

効能 怒り・興奮を制御、肝機能の改善、循環器機
能の調整、抗酸化、抗ウイルス、粘液溶解。

ブレンドの相性 ゼラニウム、ローズ、ラベンダー、柑
橘系オイル。

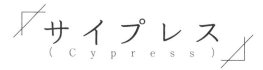

サイプレス
（ C y p r e s s ）

主な産地 フランス、モロッコ、スペインなど地中海沿岸地域

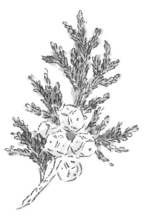

ヒノキ科の針葉樹である杉で、その香りは、心を安定させ、落ち着いた気持ちにさせてくれます。チベットでは古くからインセンスとして使われました。香りの成分には、呼吸器系や循環器系に働きかける収縮作用があります。

効能 緊張の緩和、気力の充実、リラックス、血管の収縮を改善、循環器機能の向上、利尿、抗感染症。

ブレンドの相性 ベルガモット、クラリセージ、ラベンダー、レモン、オレンジ、サンダルウッド。

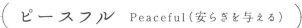

（ ピ ー ス フ ル　Peaceful（安らぎを与える）　）

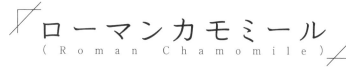

ローマンカモミール
（ R o m a n　C h a m o m i l e ）

主な産地 イギリス、ハンガリー、フランス

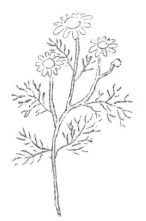

キク科の一年草で、花の部分から水蒸気蒸留法で抽出。リンゴに似た甘くてフルーティーな香りがあり、名前は、ギリシャ語の「地面のリンゴ」に由来します。鎮静と緩和の作用をもつ薬草として古くから重用されてきました。不安な気持ちを和らげてくれます。

効能 抗感染症、消炎、肌の再生、血液の浄化、不安・イライラ解消、緊張緩和、うつ症・不眠解消。

ブレンドの相性 フランキンセンス、ラベンダー、レモングラス、オレンジ、クラリセージ、ペパーミント。

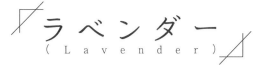

ラベンダー
（ Ｌ ａ ｖ ｅ ｎ ｄ ｅ ｒ ）

`主な産地` 地中海地方

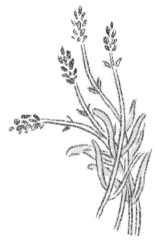

シソ科ラバンデュラ属の常緑多年草で、花の咲いた先端部分から水蒸気蒸留法で抽出。語源は、ラテン語の「ラワーレ（洗う）」で、ローマ時代は沐浴（もくよく）に使用していました。バランス作用や回復効果があり、古くから香草として使われてきました。

`効能` ストレスや緊張・不眠症を解消、鎮痛、消炎、虫除け。

`ブレンドの相性` 柑橘系オイル、クラリセージ、ゼラニウム。

クラリセージ
（ Ｃ ｌ ａ ｒ ｙ ｓ ａ ｇ ｅ ）

`主な産地` 地中海地方

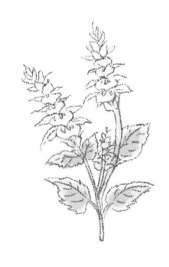

シソ科アキキリ属の二年草で、開花中の花から水蒸気蒸留法で抽出。甘みとスパイシーな香りが、緊張や抑圧から解放してくれます。名前の由来は、「清浄」「明朗」を意味するラテン語の「クラルス」で、古くから目や消化器系の治療に用いられました。

`効能` ストレスや神経の緊張を緩和、生理痛・不順の解消、抗うつ症、体調不良の改善、神経の強壮、身体を温める。

`ブレンドの相性` ベルガモット、柑橘系オイル、サイプレス、ゼラニウム、サンダルウッド。

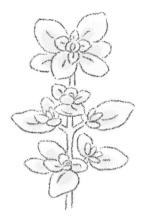

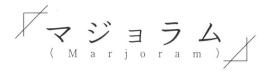

マジョラム
（ M a r j o r a m ）

主な産地 フランス、エジプト

シソ科ハナハッカ属の多年草で、葉・花・茎から水蒸気蒸留法で抽出。ラテン語の「マヨル（大きい）」が語源で、「長生きする」の意味から、その香りは、ストレスを解消して、心身のバランスを整えてくれます。また、回復作用や加温作用もあります。

効能 不眠の解消、体内毒素の排出、消化の促進、鎮静、利尿、強壮、生理痛の改善。

ブレンドの相性 ベルガモット、サイプレス、ラベンダー、オレンジ、ローズマリー。

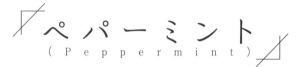

チアーズアップ　Cheers Up（元気づける）

ペパーミント
（ P e p p e r m i n t ）

主な産地 アメリカ、ヨーロッパ、中国

シソ科ハッカ属の多年草で、葉・茎・花のつぼみから水蒸気蒸留法で抽出。メンソールのクールで強烈な香りが気力を高めます。古くから欧米では消化器系や呼吸器系の不調に用いられました。冷却、リフレッシュ、加温、活性と相反する作用を持つのが特徴です。

効能 やる気を高める、気力の充実、消化の促進、吐き気の解消、解熱、鎮痛、咳止め、消炎、防腐。

ブレンドの相性 フランキンセンス、レモン、ユーカリプタス、ラベンダー、ローズマリー。

フェンネル
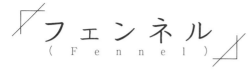
（ F e n n e l ）

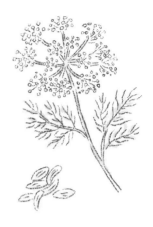

主な産地 フランス、イタリア、ギリシャ

セリ科ウイキョウ属の多年草で、圧搾した種から水蒸気蒸留法で抽出。古代ローマの戦士は、胃腸を整え、視力をよくするために常に携行していた。その芳香は、気持ちを浄化・高揚させ、ストレス性の胃腸を和らげ、さらに女性の更年期障害をも改善します。

効能 長寿、勇気など気持ちの向上、ストレス性の便秘・腹部膨張の解消、消化器不良の改善、交感神経系を刺激。

ブレンドの相性 ゼラニウム、ラベンダー、ローズマリー、レモン、サンダルウッド。

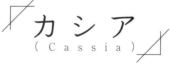
（ ウオームリー　Warmly（心身を温かくする） ）

カシア
（ C a s s i a ）

主な産地 中国南部、ベトナム北部

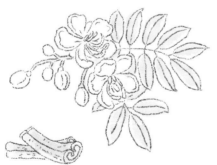

クスノキ科の常緑高木で、その樹皮や枝皮を乾燥させたのが、カシアいわゆる桂皮（前出 P49）。古くから解熱、鎮痛などの漢方薬に用いられた。その主成分であるアルデヒトなどを水蒸気蒸留法で抽出します。甘辛い特有の強い芳香は、緊張を取り除いて、心を明るくします。

効能 不安・うつ症・ストレス・緊張の緩和、発汗、解熱、鎮痛、健胃。

ブレンドの相性 オレンジ、ローマンカモミール、クローブ。

シナモン
(Cinnamon)

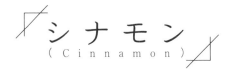

主な産地 インドネシア

クスノキ科の常緑樹の小枝の内樹皮で、紀元前2700年前から使われた記録が中国に残るハーブ。古代エジプトのミイラの防腐剤にも用いられた。樹皮は刺激性が強いため、エッセンシャルオイルは、葉と若い小枝から水蒸気蒸留法で抽出。身体を温める刺激性と強壮作用があり、心身の疲れが癒やされます。

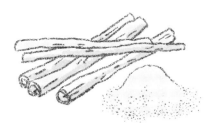

効能 緊張を緩和、気持ちの高揚、抗菌、抗バクテリア、防腐、性的刺激、消炎、消化不良の解消。

ブレンドの相性 クローブ、ユーカリプタス、フランキンセンス、レモン。

クローブ
(Clove)

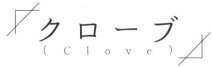

主な産地 インドネシア

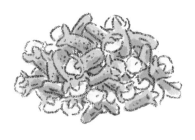

スパイスとしてなじみのあるクローブ（前出P51、丁子）のつぼみと茎から水蒸気蒸留法で抽出。スパイシーな香りが気力を高めます。とくにオイルは、近年、血栓の予防作用が判明しています。

効能 精神への刺激、鎮痛、抗菌、消炎、消毒、抗酸化。

ブレンドの相性 ベルガモット、シナモン、ラベンダー、レモン、ペパーミント、ローズ、ローズマリー。

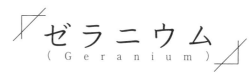

バランス　Blance（心身に調和を）

ゼラニウム
（ Geranium ）

主な産地 北アフリカ、マダガスカル

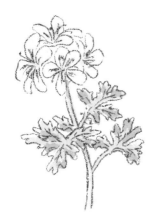

フウロソウ科の多年草で、ゼラニウムは園芸
上の通称。17世紀後半に欧州に輸出され、
19世紀初頭にフランスで初めて蒸留されま
した。その芳香は、神経の緊張や不安を緩和
して、感情のバランスを整え、高揚と強壮効
果を促します。

効能 リラックス、爽快感、鎮静、抗菌、消
炎、利尿、強壮。

ブレンドの相性 グレープフルーツ、ラベン
ダー、レモン、ローズ、サンダ
ルウッド。

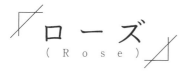

ローズ
（ Rose ）

主な産地 ブルガリア

バラ科バラ属の落葉低木で、古くから薬草
として用いられました。アロマセラピーには、
キャベジローズが一般的に使われていま
す。花から水蒸気蒸留法で抽出されたロー
ズオットーは300以上の成分を含有。蜂蜜
に似た香りは、不安や緊張を和らげます。

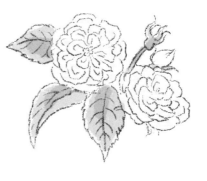

効能 不安・パニック解消、抗出血、抗感
染症、催淫、鎮静。

ブレンドの相性 イランイラン、カモミール、ゼラニウム、ラベンダー。

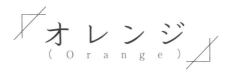

オレンジ
（Orange）

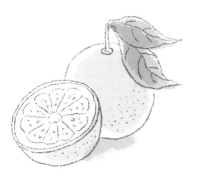

主な産地 中国、インド

有機栽培・無農薬オレンジの果皮を低温圧搾して採取。さわやかでフルーティーな柑橘系の香りが、気分を高めてくれます。リラックス作用による高揚効果とともに、運動促進作用があり、肝臓や消化器も活性化させます。

効能 心身のバランス、消化促進、便秘・過食の解消、疲労回復、緊張性頭痛の解消。

ブレンドの相性 ゼラニウム、ラベンダー、ローズマリー。

レモン
（Lemon）

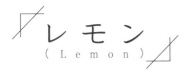

主な産地 アジア地域

有機栽培・無農薬のレモンの果皮を低温圧搾して採取。12世紀に十字軍とともにインドからヨーロッパへ持ちこまれました。はじけるようなフレッシュな香りは、心を刺激して、集中力を高め、積極的な気分にさせます。強壮作用に加え、浄化や殺菌作用もあります。

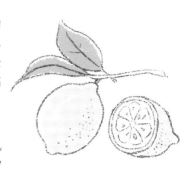

効能 リフレッシュ、循環器系の強壮、脂肪肌の改善、消化器系の強壮、風邪・インフルエンザの緩和。

ブレンドの相性 ユーカリプタス、フランキンセンス、ゼラニウム、ペパーミント、サンダルウッド。

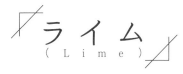

ライム
（ Lime ）

主な産地 アジア地域

有機栽培・無農薬のライムの果皮を低温圧搾して採取。ほのかな苦みのあるシャープな香りが、心をスッキリさせて、安らぎと安眠を促します。免疫系、呼吸器系も刺激して、心身をハツラツとさせる効果も。

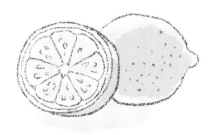

効能 不安・倦怠感の解消、抗バクテリア、抗ウイルス、防腐、強壮。

ブレンドの相性 ラベンダー、ローズマリー、柑橘系オイル。

グレープフルーツ
（ Grapefruit ）

主な産地 アメリカ、ブラジル、イスラエル

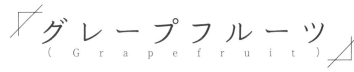

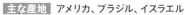

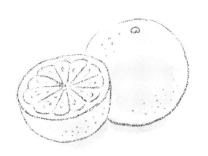

おなじみのミカン科の果実。清楚で爽やかな香りは、緊張や不安を取り払ってくれます。女性が注目しているのが「ダイエット効果」。さらに、胃や肝臓の働きを強化し、脂肪の消化を促進してくれるなど、健康維持にも効果があります。

効能 ストレスの解消、心のバランス調整、交感神経系への刺激、リンパ・血管系の浄化、強壮、利尿。

ブレンドの相性 サイプレス、フランキンセンス、ゼラニウム、ラベンダー、ローズマリー。

—————（ カームダウン　Calm Down（心身を鎮静する））—————

サンダルウッド
（ Ｓ ａ ｎ ｄ ａ ｌ ｗ ｏ ｏ ｄ ）

主な産地 インド、スリランカ、マレーシア、インドネシア

瞑想の場における薫香として知られる日本名の
白檀（前出 P47）で、木部から水蒸気蒸留法で
抽出。その香りは、気持ちを鎮め、心の調和をも
たらします。体の組織を引き締める収れん作用
や殺菌作用もあります。

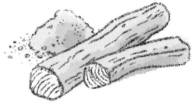

効能 鎮静、うつ症・神経の緊張を緩和、抗腫
瘍、催淫、強壮、腰痛と座骨神経痛の緩和。

ブレンドの相性 サイプレス、フランキンセンス、レモン、イランイラン。

パ チ ョ リ
（ Ｐ ａ ｔ ｃ ｈ ｏ ｕ ｌ ｉ ）

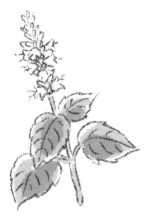

主な産地 インド、マレーシア、ミャンマー、パラグアイ

シソ科ミズトラノオ属の常緑多年草で、全草を乾燥
させたものが、漢方薬に用いられる「藿香」（前出
P51）。防虫効果が高く、シルクロード交易の時代
は絹織物に同梱されました。葉から水蒸気蒸留法
で抽出されたオイルの芳香は、鎮静作用があり、緊
張や不安を和らげて、情緒を安定させます。

効能 鎮静、抗うつ、消炎、殺菌、血行促進、解毒、
催淫、筋肉痛・関節痛・腰痛の改善。

ブレンドの相性 シダーウッド、ゼラニウム、オレンジ、
ローズ、サンダルウッド。

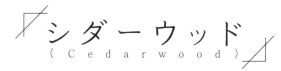

シダーウッド
（Ｃｅｄａｒｗｏｏｄ）

主な産地 北アフリカ、北アメリカ

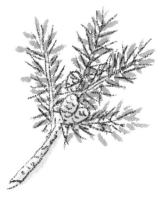

「霊的パワー」の名をもつマツ科の常緑針葉樹で、その心材から水蒸気蒸留法で抽出。その清々しいウッディーな香りは、精神力を強化してくれる強壮作用があります。古代エジプトでは、化粧品や香水にも用いられました。また、その防腐効果はミイラづくりにも欠かせなかったそうです。

効能 神経衰弱・集中力の欠如を解消、泌尿器系の感染症・呼吸器系の不調を解消、皮膚分泌やリンパ循環の調整、利尿、抗菌。

ブレンドの相性 パチョリ、フランキンセンス、サイプレス、ローズマリー、サンダルウッド。

バーチ
（Ｂｉｒｃｈ）

主な産地 北アメリカ、ロシア、東ヨーロッパ

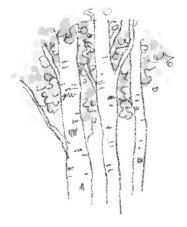

樺の木、別称シラカバの樹皮から水蒸気蒸留法で抽出。少し刺激的な香りは、昔から運動過多による筋肉痛の緩和に用いられてきました。今では、その主成分のサルチル酸メチルが筋肉の腫れや痛みを抑え、血液の循環を促すことがわかり、リウマチや関節炎の治療薬にも使われています。

効能 意識の覚醒、認識力を高める、鎮痛、消炎、抗痙攣、利尿、身体を温める。

ブレンドの相性 サイプレス、ゼラニウム、ラベンダー、レモングラス、マジョラム。

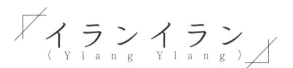

(ヒーリング　Healing（癒やしをもたらす）)

イランイラン
（ Y l a n g 　 Y l a n g ）

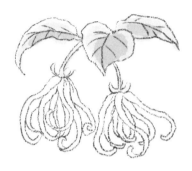

主な産地 マダガスカル、インドネシアの熱帯地域

バンレイシ科の熱帯高木で、摘みたての花から水蒸気蒸留法で抽出。その名がマレー語で「花の中の花」を意味し、極東では民間療法の薬として使われました。フローラル系の強くて甘い香りが、神経系を鎮静させ、安らいだ気持ちにさせてくれます。インドネシアでは初夜を迎える2人のベッドにこの花を置く習慣があるそうです。

効能 不安解消、催淫、血圧の降下、頻脈・過呼吸の調整、強壮、緊張の緩和。

ブレンドの相性 ベルガモット、ゼラニウム、レモン、マジョラム、サンダルウッド。

ジンジャー
（ G i n g e r ）

主な産地 インド沿岸を中心にしたアジア地域

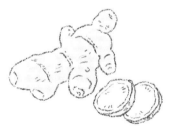

ショウガ科のジンジャー（生姜）は、日本の食卓にもお馴染みの多年草のハーブで、その根茎から水蒸気蒸留法で抽出。加温、機能促進、強壮の作用があり、発熱や風邪に効果を発揮します。消化器系や神経系にも働いて、下痢や腹痛の緩和にも。活力を与えてくれます。

効能 活力・勇気を喚起、風邪・インフルエンザの緩和、循環不全の改善、消化機能の促進、発汗作用。

ブレンドの相性 スパイス系オイル、柑橘系オイル、ユーカリプタス、ゼラニウム、ローズマリー。

合わせ香（薫き香・塗香）の香りの特徴と効用

　合わせ香は、いくつかの香木や漢薬、各種の香材を調合したものです。使用する香木や香材の種類や調合の具合によって、香りにも特徴があり、さまざまな効用をもたらします。

　和佳奈式では、薫き香はスティックを、塗香は粉末（パウダー）仕様を採用しています。

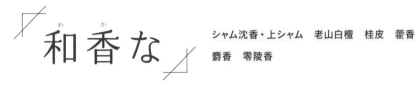

和香な（わかな）

シャム沈香・上シャム　老山白檀　桂皮　藿香
麝香　零陵香

香りの特徴　上品な甘い香りに酸味もあり、気品あふれる香り。

効用　万葉集の若菜から転用、春の七草に同じく万病を除くと言われる。その香りが心を浄化する鎮静作用に加え、気の流れを促す強壮作用から、「ストレス解消」に。また、「呼吸機能の向上」にも効果がある。

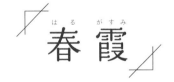

春霞（はるがすみ）

シャム沈香・光印　老山白檀　丁子　藿香　貝香

香りの特徴　甘みが強く、爽やかさのなかにスパイシー感も。

効用　鎮静と刺激性の両作用が精神を整え、消化を促進するため「痩身ヨーガ」に効果。

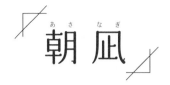 タニ沈香・最上タニ　老山白檀　龍脳　桂皮

香りの特徴 上質な辛味に加えて甘みも感じられるニッキの香り。

効　用 心身のバランスを整え、瞑想効果を高めるので、「集中力アップ」に役立つ。

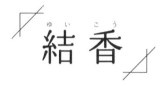 シャム沈香・金印　老山白檀　乳香　桂皮　龍脳

香りの特徴 清涼で優雅、しかも奥行きのある香り。

効　用 リフレッシュ作用と心の整調作用があるので、ヨーガによる「骨盤調整」への精神的な補完効果がある。また、「足のむくみ」、「バランス感覚の養成」、「不眠解消」にも。

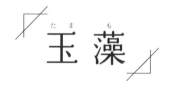 シャム沈香・上シャム　老山白檀　藿香　大茴香

香りの特徴 甘くやさしい香りとともに、かすかに墨をする香りを感じる。

効　用 脂肪燃焼の働きがあり、「ヒップアップ」に効果的。

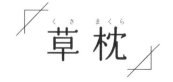 タニ沈香・緑タニ　老山白檀　乳香　極上安息香
桂皮

香りの特徴 高貴な芳香のなかに、バラのような香りが漂う。

効　用 肌を引き締めるうえ、発汗作用によって、「バストアップ」や「冷え性」に効果がある。

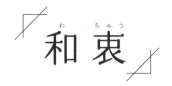

和衷（わちゅう）

シャム沈香・上ツメシャム　老山白檀　藿香　乳香　桂皮

香りの特徴　辛味、酸味、甘みがあり、スパイシーな香りも。

効用　血流やリンパの流れを促進する作用があるので、「美脚」「肩こり解消」「自律神経の改善」に効果がある。

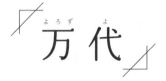

万代（よろずよ）

タニ沈香・中泥沈み　老山白檀　丁子　甘松　大茴香

香りの特徴　甘味と苦みがまじりあうクールで強烈な香り。

効用　腸の働きを整え、ガスの排出を促すので、「便秘・下痢」に効果がある。

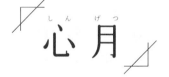

心月（しんげつ）

シャム沈香・上カンボジア　老山白檀　乳香　甘松　藿香

香りの特徴　スッキリしたほのかなやさしい香り。

効用　イライラを抑制する鎮静作用があるので、「生理痛・生理不順」に効果的。

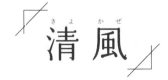

清風（きよかぜ）

タニ沈香・上品タニ　老山白檀　山奈　丁子　桂皮

香りの特徴　ショウガに似た香りのなかに、スッキリした甘さも。

効用　老廃物を流す働きがあり、「泌尿器系の不調」に効果がみられる。

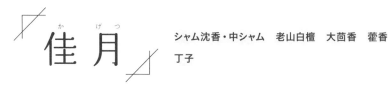

佳月（かげつ）

シャム沈香・中シャム　老山白檀　大茴香　藿香
丁子

香りの特徴　甘く芳醇な香りのなかに、オリエンタルな香気も。

効　用　鎮痛作用があり、「頭痛」に効果がある。

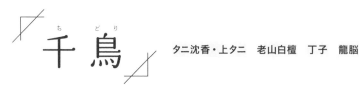

千鳥（ちどり）

タニ沈香・上タニ　老山白檀　丁子　龍脳

香りの特徴　爽やかさとともに、かすかに樹脂の香りも。

効　用　鎮静や鎮痛作用があるので、「腰痛・股関節痛」に効果がある。

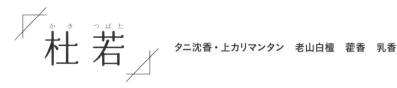

杜若（かきつばた）

タニ沈香・上カリマンタン　老山白檀　藿香　乳香

香りの特徴　華やかな芳醇な香りながらスッキリ。

効　用　昂奮した神経を鎮静させるので、「疲労回復」に効果を発揮する。

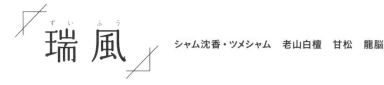

瑞風（ずいふう）

シャム沈香・ツメシャム　老山白檀　甘松　龍脳

香りの特徴　スモーキーな大地の香り。

効　用　体内の諸器官の働きを調整するので、「内臓の働きを活性化」させる。

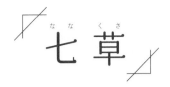

七草（ななくさ）

タニ沈香・上タニ　老山白檀　藿香　大茴香　桂皮　麝香

| 香りの特徴 | ムスクの香りで甘くフルーティー。 |
| 効　用 | 身体を温める作用があり、「血行促進」に効果がある。 |

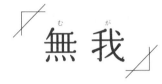

無我（むが）

シャム沈香・中シャム　老山白檀　桂皮　山奈　乳香

| 香りの特徴 | ほのかな甘味にかくれた温かみのあるスパイシーな香り。 |
| 効　用 | 気の流れを促す作用が働いて、「下半身強化」につながる。 |

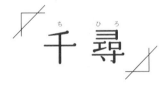

千尋（ちひろ）

タニ沈香・中タニ　老山白檀　丁子　桂皮　藿香

| 香りの特徴 | 爽やかさに、苦みが加わりキリっとした香り。 |
| 効　用 | 血行促進や解熱、発汗などの作用が働いて、「消化機能の向上」に効果。 |

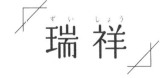

瑞祥（ずいしょう）

タニ沈香・並タニ　老山白檀　桂皮　安息香　大茴香

| 香りの特徴 | 甘辛い特有の強い芳香。 |
| 効　用 | 呼吸を整え、集中力を高めるので、「体幹の強化」に効果がある。 |

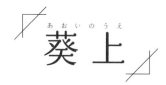

葵上 （あおいのうえ）

シャム沈香・金印　老山白檀　甘松　零陵香　丁子

香りの特徴　甘く強い香りで重量感がある。

効　用　新鮮な血流を促す作用によって、「神経痛・リウマチの改善」に効果がある。

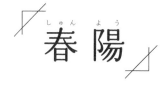

春陽 （しゅんよう）

タニ沈香・最上タニ　老山白檀　麝香　乳香
桂皮

香りの特徴　甘く、香水のような濃厚な香り。

効　用　中枢神経を刺激する働きで、「骨粗しょう症の改善」に効果がある。

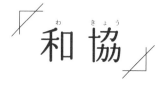

和協 （わきょう）

シャム沈香・光印　老山白檀　乳香　龍脳　丁子

香りの特徴　爽やかでかぐわしく、フレッシュな香り。

効　用　ストレスによる神経疲労を和らげる作用があるので、「心臓血管系の不調改善」に効果的。

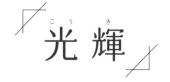

光輝 （こうき）

シャム沈香・金印　老山白檀　藿香　甘松　丁子

香りの特徴　甘くスパイシーな芳香とともに木と大地の香りが感じられる。

効　用　ストレスを和らげ、安心感をもたらし、心身の活性化を促す。

「香の十徳」は、
北宋の詩人、黄庭堅によって記された漢詩です。
一休禅師よって日本に広められました。

「香の十徳」

1. 感格鬼神 【感は鬼神に格り】
感覚を研ぎ澄まし

2. 清淨心身【心身を清浄にし】
心身を清らかにし

3. 能除汚穢【能く汚穢を除き】
よく穢れを取り除き

4. 能覺睡眠【能く睡眠を覚し】
よく眠りを覚まし

5. 静中成友【静中に友と成り】
静けさの中に安らぎをもたらし

6. 塵裏偸閑【塵裏に閑を偸む】
忙しい時にも心を和ませる

7. 多而不厭【多くして厭わず】
多くても邪魔にならず

8. 寡而為足【寡くして足れりとす】
少なくても十分に足りる

9. 久蔵不朽【久しく蔵えて朽ちず】
年月を経ても朽ちず

10. 常用無障【常に用いて障り無し】
常に用いても障りはない

chapter 5

「インセンス×ヨーガ」 の実践プログラムⅡ

ヨーガ編　目的別プログラム

さぁ、ヨーガを始めましょう!!

ヨーガの準備運動

　ヨーガのポーズ（アーサナ）を行うには、準備運動（プレパレーション）が欠かせません。身体の各所をゆっくり動かすことで、身体の運動機能を目覚めさせ、全身に血液を循環させて、それぞれのポーズの効果をより高めます。

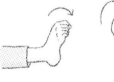

① 足 指 の 開 閉

両足を投げ出して座り、まず息を吐きながら右足の指を折り曲げ、吸いながら開く。左足も同様に、左右交互に3回ほど行います。

② 足 の 甲 と ア キ レ ス 腱 の ス ト レ ッ チ

息を吐きながらつま先を目いっぱい伸ばし、息を吸いながらアキレスを伸ばすようにつま先を手前に立てる。左右交互に3回。

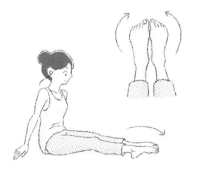
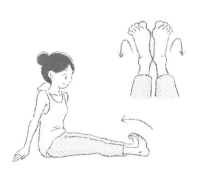

③ 背中のストレッチ

両足を伸ばして座り、片足を立膝にして胸まで引き寄せ、息を吐きながらあごが胸につく感じで背を丸める。次いで息を吸いながら胸を反らせて頭を後方へ。反対の足は床に沿って伸ばす。左右交互に3回。

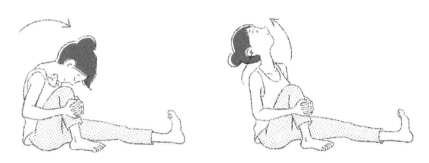

④ 腰の持ち上げ

両足を投げ出して座り、後ろの床についた両手を支えに、腰を持ち上げ、息を吸いながら身体を反らせ、あご伸ばして後ろを見ます。3回。

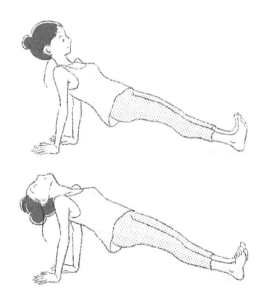

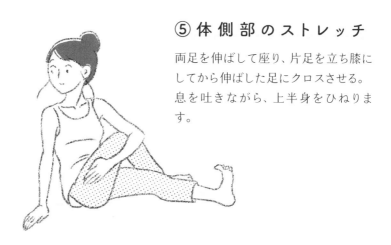

⑤ 体側部のストレッチ

両足を伸ばして座り、片足を立ち膝にしてから伸ばした足にクロスさせる。息を吐きながら、上半身をひねります。

⑥ 手指と手首のストレッチ

両手を正面にまっすぐ伸ばし、指を十分に開いたうえで、呼吸に合わせて、手首を上下させます。次いで、手首を左右にひねります。各5回。

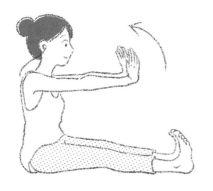
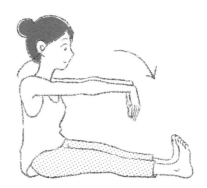

⑦ 肩 の ス ト レ ッ チ

息を吸いながら両の肩を持ち
上げ、息を吐きながらストンと
落とします。また、両肩を前か
ら後ろへ、後ろから前へと回
します。それぞれ3回。

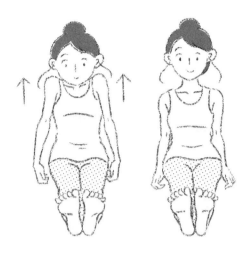

⑧ 首 筋 の ス ト レ ッ チ

正座をして、首を前後左右に倒す。次いで、首の力を抜いて、首を右から左
へ、左から右へと回します。それぞれ3回。

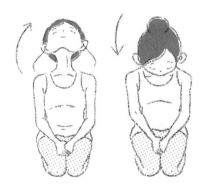
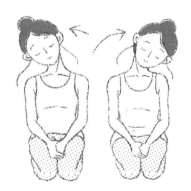

ヨーガのポーズの種類と効果

坐 位

座ったり、膝をついたりする基礎的な瞑想のポーズで、心身が安定して、リラックスできます。

合掌のポーズ
アンジャリムドラー/Anjalimudra
「Anjari」は「捧げる」

特 徴 背筋と腹部が引き締められ、腰の外側の筋肉が引き伸ばされます。

効 果 ○心が安らぎ、自己洞察が深まる
○全身が引き締まる
○姿勢を整える

動作のポイント 息を吐きながら、合わせた手のひらをしっかり押し合う。

① 楽に座り、背すじを伸ばし胸の前で両手を合わせ、合掌
② 前腕部分を水平に保つ
③ 左右の手のひらで、均等な力で押し合う
④ 通常は胸の前で合掌をしますが、額やさらに上の頭頂部の前で行っても効果的

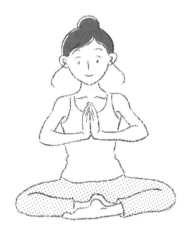

84

合蹠のポーズ

がっせき

バッダ・コナーサナ/Baddha Konasana

「Baddha」は「結ぶ」、「Kona」は「角度」

| 特　　徴 | 股の筋肉を伸ばし、骨盤の緊張をほぐします。足首のストレッチにも。 |

もも

効　　果	○下腹部全体の気の流れが整えられ、心が安定
	○美肌効果も
	○お尻を引き締める

| 動作のポイント | 股関節をやさしくほぐし、脊柱を伸ばす。 |

① 両脚を伸ばして長座で座る
② 膝を曲げて、足裏を合わせる
③ 背筋を伸ばし、前屈
④ 膝は左右に開いて、床に近づける

背中が
丸まらないように！

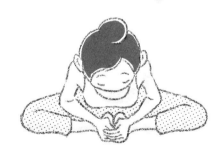

ハトのポーズ

エーカ・パーダ・ラージャカポターサナ/EkaPadaRajakapotasana

「Eka」は「I」、「Pada」は「足」、「Rajakapota」は「ハトの王様」

特　徴　膝をついて後屈して、大腿、腹、胸、肩の筋肉を伸張します。

効　果　○腹部、ウエスト、お尻の脂肪を除去し、ヒップアップも
　　　　　　○腰椎の歪みを矯正
　　　　　　○内臓機能を促進、ホルモン分泌の正常化も
　　　　　　○生理痛、生理不順に効果

動作のポイント　身体が斜めにならないように後屈し、お腹はまっすぐ前へ
　　　　　　出す。

① 右膝を曲げて正面に向け、かかとを会陰部に近づけてお尻を下ろす
② 座骨の上に腰を立て、後ろ足は股関節の真後ろへまっすぐ伸ばす
③ 後ろ足を膝から曲げて左手で足首を掴み、手と足を引き合う
④ 右手を上方へ引き上げて伸ばし、親指、人差し指をつけ、目線は指先を見る

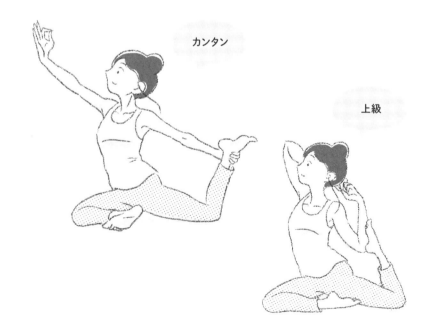

カンタン

上級

ウサギのポーズ

シャシャンカーサナ/Sasankasana

「Sasanka」は「ウサギ」

特　　徴	膝をついて前屈、頭を床にしっかり付けるポーズで、背筋を引き伸ばし、腹筋を引き締めます。

効　　果	○背骨、首が柔軟に ○頭皮に活力を与える ○痔の治療に効果的 ○首・肩こりを解消、自律神経の調整、リラックス

動作のポイント	下腹を締めて、お尻を持ち上げる。頭を前後に動かして、心地よい刺激を与える。

① 正座から上体を前に倒す
② 両手のひらを左右の耳の横で床につける
③ お尻を持ち上げて、頭の頭頂部を床につける
④ 両手は、背中の上で、手を組んで上に引き上げる

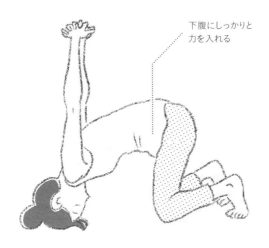

下腹にしっかりと
力を入れる

ライオンのポーズ

シンハーサナ/Simhasana
「Simha」は「ライオン」

特　徴　両手を膝におき、口を大きく開けて舌をあごにつける。
ライオンの吠えるポーズで、肩、背中、腰、足の筋肉が強化される。

効　果　○顔の筋肉や皮膚の老化を防ぐ
○ノドの痛みを軽減
○表情筋を鍛える
○口臭予防
○ストレス軽減
○肝臓に刺激を与える

動作のポイント　顔を正面に向けたまま、目を大きく見開く。さらに黒目で空を見る。

① 正座で座り、つま先を立てて、お尻にかかとをおろして座る
② 背中が丸くならないように背筋をまっすぐにして、上半身は前のめりにする
③ 両手は膝に、手のひらを開き、手のひらで膝を押さえ肘は伸ばす
④ 大きく目を開いて視線を上に、あごに近づくくらい、思い切り舌を出し、「はー」と思い切り声に出して息を吐く

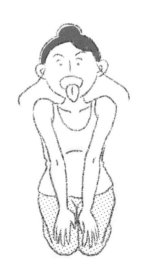

子どものポーズ

バーラーサナ/Barasana

「Bara」は「赤ちゃん」

特　　徴　胎児の姿勢で、床に体重を預けると、背筋、臀部、足首が引き伸ばされ、5キロの頭を支える首の緊張も解けます。

効　　果　○疲れた筋肉をリラックスさせる
　　　　　　○首・肩・背中や腰の筋肉をほぐす
　　　　　　○イライラをなくし、ストレス解消

動作のポイント　力を抜いて前屈、股関節から上半身を前に倒す。

① 正座から両足の親指をつける
② 両手を肩幅に開いて体の前に伸ばし、上半身を前に倒しておでこを床につける
③ お尻をかかとにつける
④ お腹を内側にまきこみ、背骨を長く伸ばす

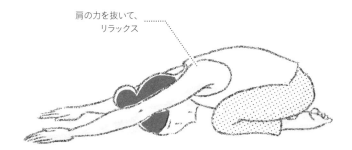

肩の力を抜いて、
リラックス

ラクダのポーズ

ウシュトラーサナ/Ustrasana

「Ushutra」は「ラクダ」

特　徴　後屈の姿勢で、体の前面の筋肉が引き伸ばされ、背面が引き
締められます。

効　果　○日頃の前かがみの姿勢を矯正
○椎間板の健康を保ち、治療にも役立つ
○内臓の働きを促す

動作のポイント　胸を大きく開き、深い呼吸をする。首の位置に注意。必ず準
備運動を。

① 両膝を肩幅に開いて床に膝立ちの姿勢になり、両手を腰にあてる
② 息を吸いながら胸を開き、腰を手で前に押し出しながら上半身をゆっくり後
方に反らす
③ 可能であれば、両手でかかとを摑む
④ 両手を腰に戻し、ゆっくりと身体を元の位置に戻す

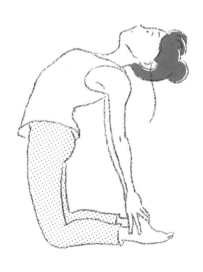

猫と牛のポーズ

マルジャラーサナ/Marjaryasana

ビティラーサナ/Bitilasana

「Marjar」は「猫」、「bitil」は「牛」

特　　徴　背筋を丸く（前屈）、胸筋や腹筋を引き締めるのが、猫のポーズ。その逆の後屈が、牛のポーズで、筋肉への作用も反対になります。ともに深く呼吸。両ポーズを連続して行うことが多い。

効　　果　○内臓の機能を高める

○腹部の脂肪を取るのでウエスト、ヒップラインを美しくする

○肩こり、腰痛の解消も

動作のポイント　猫は、お腹をへこませ、視線をおへそに。牛は、背中を反らせて視線は正面前方を見る。

① 四つ這いの姿勢になり、両手を肩の真下に、足は腰幅にひらく

② 両手で床を押し、上半身を持ち上げる

③ 四つ這いに戻り、息を吸いながら腰、背中、首の順に身体を伸ばす

④ 肩と首を遠ざける

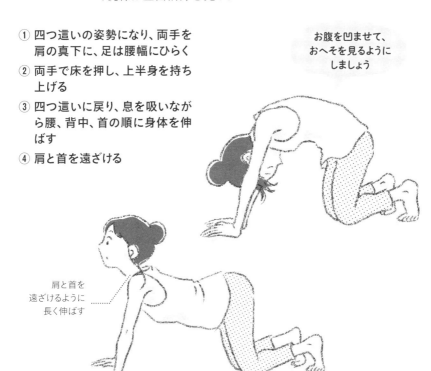

お腹を凹ませて、おへそを見るようにしましょう

肩と首を遠ざけるように長く伸ばす

牛の顔のポーズ

ゴームカーサナ/Gomukhasana

「Gomukha」は「牛の顔」

特　徴　肩周辺が引き伸ばされ、さらに腰と臀部の外側も伸ばされます。

効　果　○前かがみや猫背になるのを防ぐ
　　　　　○五十肩や手のシビレに効果的
　　　　　○首すじの緊張がほぐれ、不眠症にも有効

動作のポイント　背骨を真っすぐに伸ばし、膝は正中線で重ねる。できれば、
　　　　　両手の指を背中側で摑む。無理ならタオルやベルトを使う。

① 両足を伸ばして座り、左膝を曲げ右足の外にかける
② 右膝を曲げて、お尻に引き寄せる
③ 両膝は、上下重ねる
④ 右手を上から、左手を背中に回し、両手の指を摑む

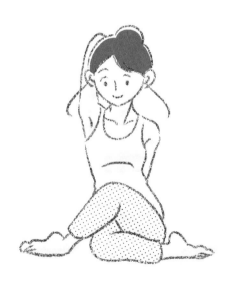

サギのポーズ

クラウンチャーサナ/Kraunchasana

「Kraunchaｈは「アオサギ」

特　徴 片足を上げて胸に引き寄せるポーズで、ふくらはぎから足全体の筋肉を引き締めます。

効　果 ○背骨の歪みを正す
○足の歪みを矯正。関節炎、神経痛、痛風にも効果
○肝臓、腎臓の機能を促進する
○美脚

動作のポイント 骨盤を立てて座り、背中が丸まらないように。

① 左足を伸ばし左足首を曲げ、つま先を天井に向ける
② 右足土踏まずを両手でつかみ、膝を伸ばす
③ 背骨を伸ばし、ももとお腹を近づける
④ 顎を軽く引き上げ、目線斜め天井を見る

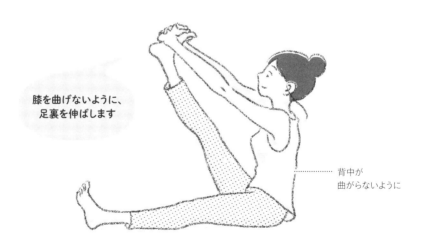

膝を曲げないように、
足裏を伸ばします

背中が
曲がらないように

針の糸通しのポーズ

パリヴリッタ・バラアーサナ/Parivarita Barasana

「Parivrita」は「ひねる」、「Barasana」は「子どものポーズ」

特　　徴　気分よく背中や上半身を伸ばせるポーズで、ねじりが入るのでウエストのシェイプアップにもなります。

効　　果　○首・肩こりを改善
　　　　　　　○腹部を引き締める
　　　　　　　○背骨の歪みを改善
　　　　　　　○腰椎・胸椎周りが柔軟に
　　　　　　　○冷え性を改善

動作のポイント　側頭部を床につけて、わき腹や肩甲骨を伸ばす。

① 四つ這いになり、右手を左脇の下から通すように入れる
② 右の肩とこめかみを床につけ、上半身を左方向に向ける
③ 左手を天井に向けて引き上げ背中側に回し、右腰骨に手の甲をあてる
④ 肩、胸の広がりを感じて、同じ順番で左手も行う

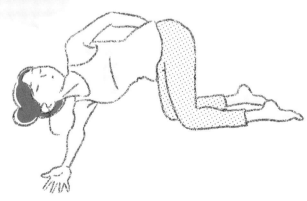

脇腹と肩甲骨を
しっかりと伸ばす

舟のポーズ

ナヴァーサナ/Navasana

「Nava」は「舟」

| 特　　徴 | お尻を支点に、全身をVの字にしてバランスをとるポーズで、腹筋と背筋を均等に鍛えます。 |

| 効　　果 | ○腹筋が鍛えられ、内臓下垂を改善
○太もも、ウエストを引き締める
○腰痛の緩和にも
○便秘の改善 |

| 動作のポイント | 背中を伸ばして、バランスをとる。 |

① しっかり坐骨で座り、背筋を伸ばす
② 両足の膝を曲げる
③ 両手を前に伸ばす
④ 肩は上げずに、肩の力を抜いて、首は長く、胸を広げてキープ

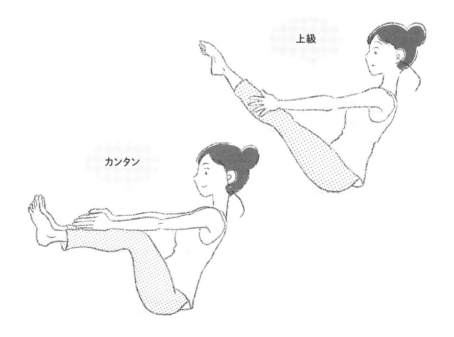

上級

カンタン

姿勢とバランスを整えるポーズで、ケガを減らし、痛みをやわらげます。

山のポーズ

タダアーサナ/Tadasana

「Tada」は「山」

特　徴　直立の姿勢で、重力に抵抗して垂直に立つので、多くの筋肉が少しずつ引き締められます。

効　果　○呼吸が正常化され、身体機能の働きを促す
○気が全身に流れ、エネルギーがあふれる

動作のポイント　両足を揃えて立ち、背筋を伸ばす。

① 両足を揃えて立つ
② 両足裏の親指のつけ根、小指のつけ根、かかとの内側、外側の4点で大地を摑むように、しっかり立つ
③ 身体がまっすぐになるように背筋を伸ばす
④ 耳、肩、腰、くるぶしの位置が、一直線になることを意識する

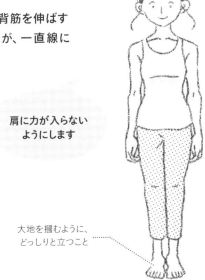

**肩に力が入らない
ようにします**

大地を摑むように、
どっしりと立つこと

かんぬきのポーズ

パリガーサナ/Parighasana
「Parigha」は「かんぬき」

特　徴	片膝立ちの状態から、片側の股関節を開き、体側をゆっくりと伸ばします。気持ちを前向きにさせてくれます。

効　果	○ウエスト、お腹を引き締める
	○ふらはぎ、背中を引き締める
	○腰痛を緩和
	○呼吸機能を改善

動作のポイント	上げた腕側の胸を天井に向けて大きく開く。この時、視線は上げた手の指先に。

① 膝立ちになり、左足を横に伸ばす

② 右手を上に上げ、左手は伸ばした足に添える。上半身は左に倒す

③ 左つま先を天井に向けると、足裏側全体も伸ばすことができる

④ 耳と肩を遠ざけ肩の力を抜く

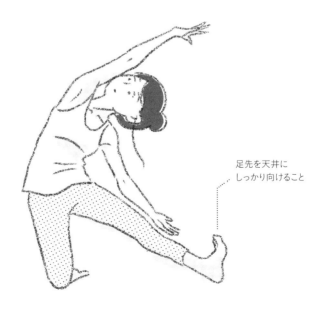

足先を天井に
しっかり向けること

ピラミッドのポーズ

プラサリータ・パドッタナーサナ／Prasarita Padottanasana
「Prasarita」は「伸びた」

特　　徴　両足を開いて立ち、前屈して、両手を背中の後ろで組む。
太ももの裏側を伸ばすので、血流をアップします。

効　　果　○頭の中央への刺激で、全身を整える
○肩の緊張がほぐれ、肩こり解消
○頭もスッキリ
○美脚を促進

動作のポイント　尾骨を天井に向け、重心が前のめりにならないように。
腰を丸めない。

① 両足を肩幅より大きく開く
② 股関節から上体を倒し頭を下げる
③ 両手を背中の後ろで組んで、手を天井に引き上げる
④ 肩甲骨の動きを感じましょう

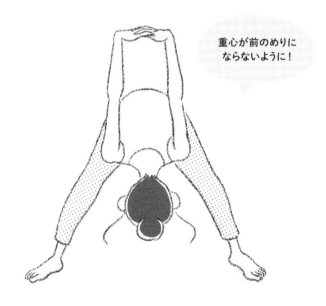

重心が前のめりに
ならないように！

三日月のポーズ

アンジャネーヤーサナ / Anjaneyasana

「Anjaneya」は「神のハヌマーンの別名」

特　　　徴	足を踏み出し、身体を反らせるポーズで、股関節やお尻の筋肉を伸縮させ、背筋を引き締めます。
効　　　果	○背中がしなやかに、また、バストも豊かになる ○全身の脂肪が落ち、痩身も期待できる
動作のポイント	身体を反らすので、身体が前後にぶれないように。また、首を安定させ、頭を後ろに傾けない。

① 右膝の真下にかかとを置く。左足は後ろへ伸ばす
② 息を吸いながら、両腕を上方向に伸ばし引き上げ、目線は天井へ向ける
③ 上体を後ろにそらす
④ 前足で床を押す力で、背骨を上方向へ伸ばす

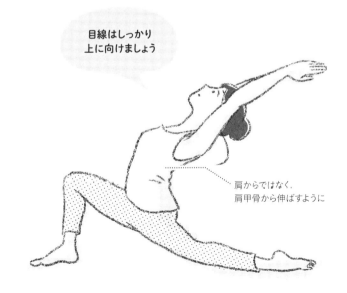

目線はしっかり
上に向けましょう

肩からではなく、
肩甲骨から伸ばすように

戦士のポーズⅡ

ヴィーラバッドラーサナ/Virabhadrasana

「Virabhadra」は「神話に登場する戦士の名」

特　徴 　大地を踏みしめる力強いポーズで、大腿部と体幹の筋肉を引き締めます。

効　果 　○バランスを取ることで、内臓を強化、背骨の歪みを矯正する
○股関節の損傷を防ぐ
○腰痛を改善する
○肩、首のコリを解消
○太ももを細く、ウエストを絞る

動作のポイント 　膝がつま先より前に出ないように、くるぶしの真上で固定する。

① 右足を大きく前に踏み出し、左足はつま先を45度に開く
② 息を吐きながら、右膝を90度に曲げる
③ 両手を肩の位置まで上げる
④ 手のひらは下に向ける

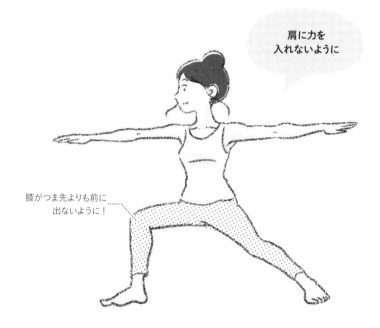

椅子のポーズ

ウッカターサナ/Utkatasana

「Utkata」は「力強い」

特　　徴	椅子に座るポーズだが、全身の筋肉が伸縮し、心拍数が上がるので、体幹が鍛えられます。
効　　果	○手足の血行が良くなり、新陳代謝が高まる ○全身の皮下脂肪が減り、美脚効果も期待できる
動作のポイント	両腕を真っすぐ上にして、背筋を伸ばし、重心を内くるぶしに収める。

① 足を閉じて両手を腰にそえる
② イスに腰掛けるイメージで、膝を曲げ、お尻を斜め後ろに下げる
③ 膝は、つま先より前に出ないようにする
④ 両腕を斜め上に上げて、
　目線は斜め上を見る

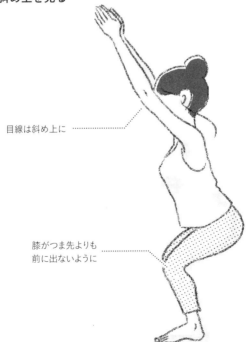

目線は斜め上に ┈┈┈┈┈┈

膝がつま先よりも
前に出ないように ┈┈┈┈

踊り子のポーズ

ナタラージャーサナ/Natarajasana

「Nata」は「ダンサー」

特　　徴	片足立ちでバランスをとり、静止する難しいポーズ。立ち足の股関節や筋肉を引き締め、胸と腹の筋肉を引き伸ばします。
効　　果	○背骨の歪みを直し、内臓の機能を強化 ○柔軟性や敏捷性が強化される ○足のぜい肉が落ち、スリム化の効果 ○糖尿病の改善にも
動作のポイント	首を長く伸ばし、肩をリラックスさせる。

① 山のポーズで立つ。左足を曲げて、左手で足を摑む
② 右腕を上げ、左足を後ろへ持ち上げる
③ 右手は親指と人差し指をつけて輪にチンムドラーをつくる
④ 目線は伸ばした指先に向ける

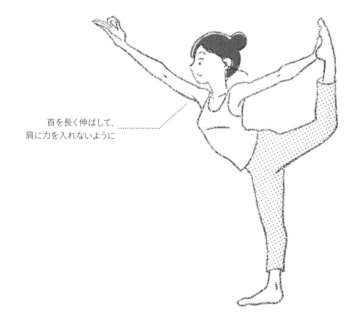

首を長く伸ばして、
肩に力を入れないように

木のポーズ

ヴリクシャーサナ/Vrksasana

「Vrksa」は「木」

特　徴	立っている足の大腿部とふくらはぎの筋肉が引き締まる。静かな呼吸と心の集中が安定したバランスにつながります。
効　果	○集中力が高まり、気力が充実 ○背骨の歪みを正し、自立神経のバランスを整える ○足や腰の強化で、腰痛の解消にも
動作のポイント	視線を一点に集中。足裏にも神経をそそぐ。 一定のペースで呼吸して、精神を落ち着かせる。

① 足の裏側に均等に体重を乗せ、背中を
　伸ばす
② 左足裏に体重を乗せ、右膝を曲げて右
　足の裏を左の太ももの内側につける
③ 胸の前で手を合わせる
④ 身体が安定したら、両腕を上に伸ばす、
　手のひらは内側に向ける

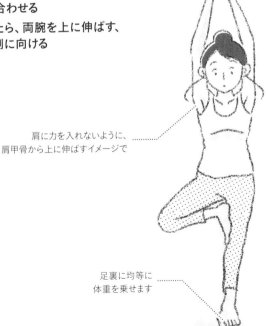

肩に力を入れないように、
肩甲骨から上に伸ばすイメージで

足裏に均等に
体重を乗せます

目の遠近法と回転法

特　徴　遠近法は、水晶体の厚さを変化させて、遠近のピント合わせをする毛様体筋のストレッチ。回転法は、眼輪筋を鍛えます。

効　果　○視界がスッキリする
　　　　　　○視力を改善、老眼の予防にも
　　　　　　○目力が高まる
　　　　　　○疲れ目の解消

動作のポイント　ともに、首を固定して、目だけを動かす。

遠近法
① 手をグーにして親指を立てて、「グッド」の形を作り、肘を前方に伸ばす
② 目を大きく開き、前方に伸ばした親指の爪にピントを合わせて見つめる
③ 次に遠くにある物にピントを合わせて見つめる
④ この動作を交互に繰り返して行う

回転法
① 力を入れて目を閉じる。そのあと、思い切りパッと目を見開く
② 黒目を上下、左右に動かす
③ 黒目を斜め上下、左右に動かす
④ 黒目をぐるぐると、右回り左回りに動かす

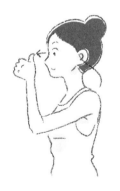
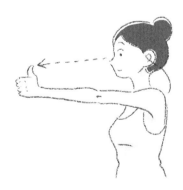

三角のポーズ

トリコーナーサナ/Trikonasana

「Trikona」は「三角」

特　　徴	背骨と胸部のひねりを入れるので、筋肉と骨の強化になる。とくに体幹が鍛えられ、心と体のつながりを高めます。

効　　果	○骨密度が高まる
	○内臓の下垂を改善
	○わき腹がスリムに
	○四十肩、五十肩にも効く
	○腰を引き締める

動作のポイント	肩に力を入れすぎず、両足に等しく体重をかける。上半身を横に倒し右手で右足首をさわる

① 左手を天井に引き上げながら、目線は左指先を見る
② 左肩を後ろに引き、胸を大きく開く
③ 両足裏で床を踏みしめる
④ 右手は、右足の甲におき
　両手は一直線になるよう
　に伸ばす

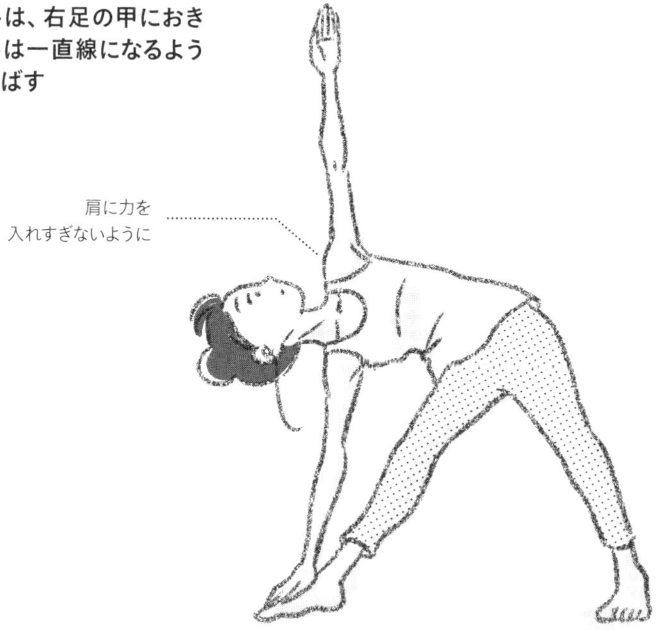

肩に力を
入れすぎないように

ワシのポーズ

ガルダーサナ/Garudasana

「Garuda」は「鷲」

特　徴　身体をくの字にして下肢で支えるポーズで、上半身と下半身のバランスを保つため、肩、肩甲骨、骨盤、股関節、足が強化されます。

効　果　○身体のバランスがとれる
○腕の緊張がほぐれ、手や指の動きがスムーズに
○全身がスッキリ整う
○肩こりを緩和
○集中力が高まる

動作のポイント　骨盤が左右にぶれないように。正面向きを保ち、両股関節を内回しで絡める。

① 右ひじを曲げて、左手を外側から回し左右の手のひらを合わせる
② 左足を右足にかけて、クロスする余裕があればふくらはぎにかける
③ 深く右膝を曲げて、重心を真下に落とす
④ 息を吐きながら、上体を前に倒す

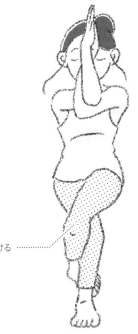

膝をしっかりとかける ‥‥‥‥

頭を心臓より下にする逆さまのポーズで、血行を良くし、リンパ液の流れを促進します。

下向きの犬のポーズ

アドームカシュヴァーナーサナ/AdhoMukkasvanasana

「Adhos」は「下」、「Mukka」は「向く」、「Svana」は「犬」

特　　徴　逆V字のポーズで、体の後面の筋肉（お尻、太もも、ふくらはぎなど）が伸ばされ、床を強く押すことで肩が鍛えられます。

効　　果　○全身の血行が良くなる
　　　　　　○ストレスを解消
　　　　　　○背骨の歪みを矯正
　　　　　　○自律神経を調整
　　　　　　○やる気を促進

動作のポイント　手のひらと足裏全体で床を強く押す。

① 手でしっかり床を押す
② お尻を天井に高く押し上げながら、
　頭頂とお尻で引っ張り合いながら
　背筋を伸ばす
③ 足裏全体で床を押し、膝を伸ばす
④ 目線は足のつま先を見る

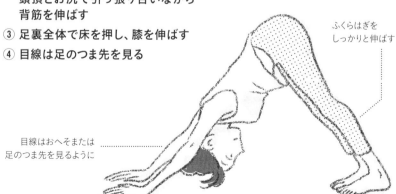

ふくらはぎを
しっかりと伸ばす

目線はおへそまたは
足のつま先を見るように

肩立ちのポーズ

アルダ・サルヴァーンガーサナ/Ardha Sarvangasana

「Sarva」は「すべて」、「anga」は「手足」

特　徴　首前部の筋肉を強化する一方、首と背中、肩、腕の筋肉を引き締めます。

効　果
○頭、背骨の血流が良くなる
○自律神経を整え、イライラや不眠を解消
○あごを胸にあてるので、甲状腺を刺激、食欲増進
○肥満を解消

動作のポイント　手で背中を支えるので、脇を締めて、二の腕で床をしっかり押す。目線はおへそへ。

① 両手で腰をサポートしながら、両足を天井へまっすぐ伸ばす
② 目線はおへそに向ける
③ 脇を締めて二の腕で
　しっかり床をとらえる
④ 骨盤と胸を遠くにはなす

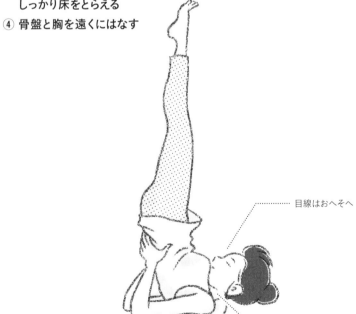

目線はおへそへ

首は絶対に動かさない

ワニのポーズ

ジャタラ・パリヴァルタナーサナ/Jathara Parivartanasana

「Jathara」は「腹」、「Parivartana」は「回転する」

特　　徴　仰向けになって、片膝を曲げ、左右に倒すポーズで、腹筋、腰周りの筋肉を伸縮します。

効　　果　○腹部の脂肪がとれ、ウエストが細くなる
　　　　　　○消化器系の働きを促す
　　　　　　○骨盤の歪みを直す
　　　　　　○腰痛を緩和、便秘、不眠を改善
　　　　　　○気持ちが落ち着く

動作のポイント　足を倒すとき、床につけない。肩は固定し、ウエストをひねり過ぎない。

① 仰向けに寝て、左足はまっすぐ伸ばし、右足の膝を曲げて両手で胸に引き寄せる
② 下半身をツイストし、右足を左側へ倒す
③ 右腕を耳の横から頭の先へと伸ばす
④ 右腕を大きく右側へと回しながら、上体を右側へ開く。顔も右へ向く

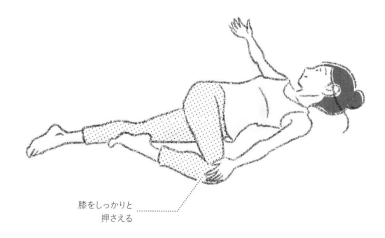

膝をしっかりと
押さえる

橋のポーズ

セツ・バンダーサナ/Setu Bandhasana

「Setu Bandha」は「橋をかける」

特　徴　体の前面の筋肉（太もも、腰、腹、胸など）を引き伸ばし、身体を支える背面の筋肉を鍛えます。

効　果　○けい椎の歪みを直す
○頭痛の解消
○猫背の矯正
○性ホルモン、副腎皮質ホルモンの分泌を促す
○自律神経のバランスを調整。イライラを解消
○やる気を促す

動作のポイント　あごを上げず、胸を上げる。

① 仰向けになり、両膝を立てる。手のひらを床につける
② 息を吸いながら両足の母指球で床を押してお尻を持ち上げる
③ 肩から膝まで一直線になるように伸ばす
④ 腰の下で両手を組み、肩甲骨を寄せて胸を持ち上げる

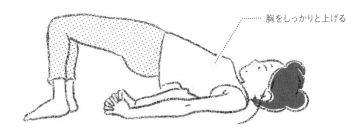

胸をしっかりと上げる

魚のポーズ

マツヤーサナ/Matsyasana

「Matsya」は「魚」

特　　徴　仰向けで、頭頂部を床につけ、胸をアーチ状に反らせるポーズ。胸を広げることで、背中が伸びます。

効　　果　○呼吸機能の改善
　　　　　　○バストアップに
　　　　　　○気分をリフレッシュ

動作のポイント　上半身をリラックスさせる。首に負担がかからないように。目線は後方へ。

① あお向けになり、手のひらを下にする
② 両手をお尻の下にしまい、両腕は背中の下にしまいこむ
③ 息を吸いながらひじで床を押し、胸を天井へ押し上げる
④ 頭頂部を床に押し当て、あごは上方へ向ける

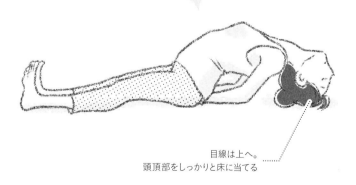

胸をグッと
天井に押し上げる

目線は上へ。
頭頂部をしっかりと床に当てる

鋤のポーズ

すき

ハラーサナ/Halasana

「Hala」は「鋤」

特　　徴	首と肩を支点にして、前屈するポーズで、肩から腰にかけての筋肉を強化する。

特　　徴　首と肩を支点にして、前屈するポーズで、肩から腰にかけての筋肉を強化する。

効　　果
○肩こりを改善、腰痛を改善
○内臓の働きを促す
○消化機能を高める
○腹筋が強化され、足と腰が美しくなる

動作のポイント　骨盤から丸めていく。また、首に負担がかかるので、動かさないように。

① 床に仰向けになり、両膝を曲げる
② 天井方向へ両脚を伸ばす
③ 両手で腰を支えながら、お尻と腰を床からゆっくり持ち上げる
④ 両足の付け根から曲げ、足のつま先を頭の先の床につける

首を動かさないように
注意しましょう

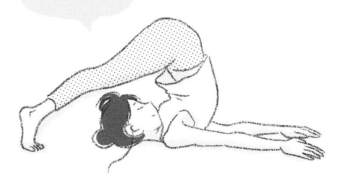

腕で体重を支える、うつ伏せと仰向けのポーズで、負荷の大小はさまざまですが、ヨーガが深められます。

バッタのポーズ

シャラバーサナ/Salabhasana

「Salabha」は「バッタ」

特　徴　足と肩を床から浮かせて、背中、お尻、太ももの筋肉を引き締めます。

効　果　○姿勢の悪さを改善
　　　　　　○腰痛を改善
　　　　　　○自律神経のバランスを整える
　　　　　　○脳内の血流が良くなり、顔の血色も改善する

動作のポイント　背骨を引き伸ばすことに集中。

① 息を吸いながら、両手、両足を床から離し、頭と胸を起こす
② 目線は斜め前へ、胸は前方へ、肩から指先を後方へ伸ばす
③ お尻が硬くなりすぎないように注意する
④ つま先を後方にまっすぐ伸ばす

少しきついポーズ。
背骨をしっかり
伸ばしましょう

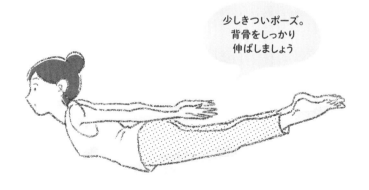

板のポーズ

クンバカーサナ/Kumbhakasana

「Kumbha」は「瓶、壺」

特　　徴	頭頂からかかとまで一直線になる腕立てのポーズ。肩から腰までの筋肉、しかも深層も表層も強化され、体幹がアップします。
効　　果	○全身の疲労回復 ○姿勢を整える ○腹を引き締める
動作のポイント	頭頂から足のかかとまで一直線を保ち、腹を緩めず引き上げる。

① 四つ這いになり、両手は肩幅に開き、肩の下に腕がくるようにしてつま先を立てる
② 片足ずつ後ろに伸ばす
③ 頭頂部からかかとまで、一直線をキープ
④ お尻が上がったり下がったりしないように気をつける

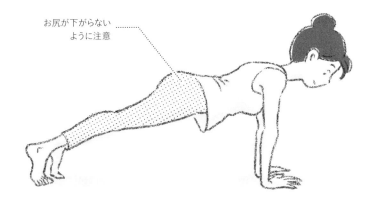

お尻が下がらない
ように注意

賢者のポーズ

ヴァシシュターサナ/Vasisthasana

「Vasistha」は「偉大な賢者の名」

特　　徴　片腕で全身を支える難易度の高いポーズで、腕と肩の筋肉が引き締められる。腹筋、背筋が強化されます。

効　　果　○ウエストと二の腕を引き締める
　　　　　　○冷え性を改善
　　　　　　○集中力が高まる

動作のポイント　頭頂から足先まで一直線に保ち、腰が下がらないように。深い呼吸が求められる。

① 右手を天井に上げる。目線は上げた指先を見る
② 左手は真下に、右手左手が一直線になるようにキープ
③ 脇腹と腰が落ちないように、体幹で引き上げる
④ 右の足を左の足の上に揃える

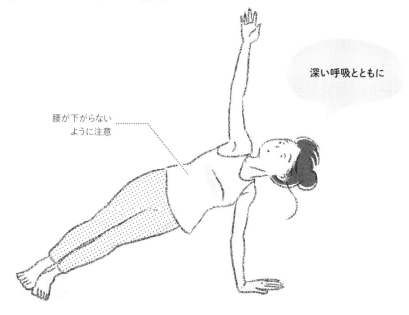

深い呼吸とともに

腰が下がらない
ように注意

コブラのポーズ

ブージャンガーサナ/Bhujangasana

「Bhujanga」は「蛇」

特　徴　両手をついて、ゆるやかに背中を反らせるポーズ。背中、肩、腕の筋肉が強化され、胸、腹、腰も伸張されます。

効　果　○ぜんそくを緩和
○ストレスを解消
○疲労回復
○姿勢を整える

動作のポイント　背中を大きく反らす。反り腰に注意。

① うつぶせになり、両足を腰幅にひろげる
② 肘を曲げて、胸の左右で両手のひらを床につける
③ 肘を脇に近づけて、お腹の力を使い上体を引き上げて、胸を開く
④ 腰は、反らせすぎないように注意する

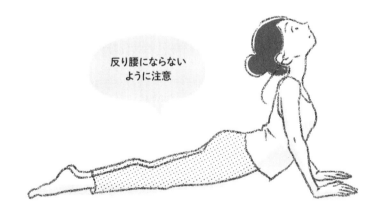

反り腰にならない
ように注意

お休みのポーズ

シャバアーサナ/Savaasana

「Sava」は「死体」

| 特　徴 | 仰向けになって、全身の力を抜く「空（くう）」のポーズで、深い呼吸をくり返しながら、リラックスします。 |

| 効　果 | ○自律神経のバランスを整える
○全身の疲労回復
○鎮静
○不眠の解消 |

| 動作のポイント | 心身から気を抜き、無の状態に。 |

① 床に仰向けになる
② 両足は肩幅に広げ、手のひらを上に向ける
③ 全身の力を抜いてリラックスする
④ 目を閉じて、自分の楽な呼吸をする

楽な呼吸で、
全身の力を抜きましょう

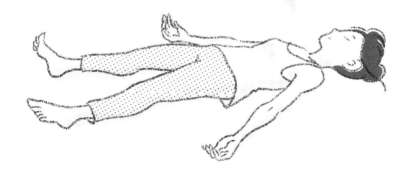

※ヨガの分類は、和佳奈式オリジナルを採用しています。

インセンス×ヨーガの 目的別実践プログラム

心身の不調を解消したい、体質を改善したい、健康を保持したい、
老化を防ぎたいなどといった人々の願いに応える、
ヨーガ・ポーズ（アーサナ）とインセンスを組み合わせた
和佳奈式オリジナル「インセンス×ヨーガ」の目的別実践プログラムです。
なお、塗香と薫き香は、和佳奈式の合わせ香を用います。
（詳しくは、Chapter4　合わせ香（薫き香・塗香）の香りの特徴と効用を参照）
さあ、あなたもトライしましょう！

ストレス解消

不安、恐怖、不平不満、疑心暗鬼、不条理……など現代社会の
さまざまなシーンから生まれるストレスが、心身に緊張を強いています。
まず、インセンスで脳と心を癒やして全身をリラックスさせ、
ヨーガのポーズで目、首、腕、足腰にため込んだ緊張を和らげて、
ストレスを解消します。

ヨーガのプログラム

ウサギのポーズ（坐位）P.87　　ライオンのポーズ（坐位）P.88
山のポーズ（立位）P.96　三日月のポーズ（立位）P.99　ワシのポーズ（立位）P.106
魚のポーズ（逆転）P.111　　お休みのポーズ（臥位）P.117

インセンスのプログラム

塗香、薫き香
合わせ香「和香な」
（シャム沈香・紫印＋老山白檀＋桂皮＋藿香＋麝香＋零陵香）

芳香浴
ラベンダー＋レモン＋イランイラン＋フランキンセンス

痩　身

太りすぎも痩せすぎもダメ。
女性が求める理想的なプロポーションを実現するためには、
血行を促して、余分な脂肪を燃焼させなくてはなりません。
そこで、まず、鎮静と刺激の作用をもつインセンスで精神を整え、
呼吸器系と消化器系の器官を活性化させます。
そのうえで、ヨーガのポーズによって腹部や腰を引き締めて、
ヒップラインを美しくします。

ヨーガのプログラム

インセンスのプログラム

塗香、薫き香

合わせ香「春霞」
（シャム沈香・光印＋老山白檀＋丁子＋藿香＋貝香）

芳香浴

グレープフルーツ＋ローズマリー＋オレンジ

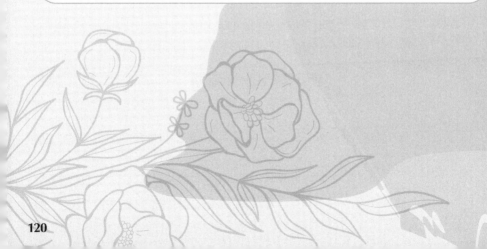

集中力アップ

集中力を高める瞑想効果をインセンスで促し、
ヨーガのポーズで身体の姿勢を正します。
そうすれば、自然に心も安定して、
集中力がアップ、リラクゼーション感覚を身につければ、
仕事の効率が上がるのを実感するでしょう。

ヨーガのプログラム

合掌のポーズ（坐位）P. 84　　山のポーズ（立位）P. 96
踊り子のポーズ（立位）P. 102　　木のポーズ（立位）P. 103

インセンスのプログラム

塗香、薫き香
合わせ香「朝凪」
（タニ沈香・最上タニ＋老山白檀＋龍脳＋桂皮）

芳香浴
ペパーミント＋レモン＋ユーカリプタス＋ローズマリー＋オレンジ

骨盤の調整

生活習慣による骨盤の歪み（左右のズレや前傾・後傾）を
ヨーガのポーズで調整します。
効果を高めるために、インセンスは、エッセンシャルオイルを
骨盤周辺に塗布することをお薦めします。

ヨーガのプログラム

合蹠のポーズ（坐位）P. 85　　ハトのポーズ（坐位）P. 86
猫と牛のポーズ（坐位）P. 91　　三角のポーズ（立位）P. 105
下向きの犬のポーズ（逆転）P. 107　　橋のポーズ（逆転）P. 110

インセンスのプログラム

塗香、薫き香

合わせ香「結香」
（シャム沈香・金印＋老山白檀＋乳香＋桂皮＋龍脳）

芳香浴

サンダルウッド＋ペパーミント＋ローズマリー

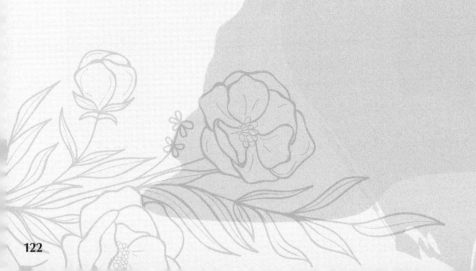

ヒップアップ

お尻の大殿筋（だいでんきん）をほぐして、
凝り固まった部分を緩め、リンパの流れを促します。
ヨーガのポーズで肛門を締め、太ももを持ち上げながら、エクササイズ。
お尻から太ももにかけて、エッセンシャルオイルを塗布することで、
リンパの流れをいっそう促進します。

ヨーガのプログラム

サギのポーズ（坐位）P.93	三日月のポーズ（立位）P.99
戦士のポーズ II（立位）P.100	踊り子のポーズ（立位）P.102
橋のポーズ（逆転）P.110	鋤のポーズ（逆転）P.112

インセンスのプログラム

塗香、薫き香

合わせ香「玉藻」
（シャム沈香・上シャム＋老山白檀＋藿香＋大茴香）

芳香浴

ローズマリー＋ゼラニウム＋ペパーミント

バストアップ

胸の周りの大胸筋を刺激するために、
胸を大きく広げるヨーガのポーズをとるのがポイント。
また、女性ホルモンの分泌を促す
エッセンシャルオイルを塗布します。
さらに忘れてならないのは、鎖骨のリンパを刺激することです。

ヨーガのプログラム

合掌のポーズ（坐位）P. 84　　ラクダのポーズ（坐位）P. 90
牛の顔のポーズ（坐位）P. 92　　三日月のポーズ（立位）P. 99
魚のポーズ（逆転）P. 111　　コブラのポーズ（臥位）P. 116

インセンスのプログラム

塗香、薫き香

合わせ香「草枕」
（タニ沈香・緑タニ＋老山白檀＋乳香＋極上安息香＋桂皮）

芳香浴

ゼラニウム＋ラベンダー＋ペパーミント＋サイプレス

美　脚

ふくらはぎがパンパンに張っている部分の
リンパの流れを促すことで、滞った老廃物を排出します。
足の筋肉のコリをほぐして、血流を良くするために、
エッセンシャルオイルでマッサージを施すことが大切です。

ヨーガのプログラム

サギのポーズ（坐位）P. 93　　　舟のポーズ（坐位）P. 95
かんぬきのポーズ（立位）P. 97　　三日月のポーズ（立位）P. 99
椅子のポーズ（立位）P. 101　　木のポーズ（立位）P. 103
ワシのポーズ（立位）P. 106

インセンスのプログラム

塗香、薫き香

合わせ香「和衷」
（シャム沈香・上ツメシャム＋老山白檀＋藿香＋乳香＋桂皮）

芳香浴

ペパーミント＋マジョラム＋ゼラニウム＋パチョリ

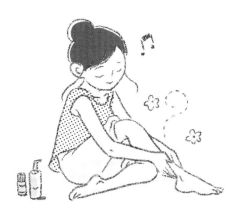

便秘・下痢

腹部の老廃物の排出を促すため、お腹周りをねじったり、
へこませたりのヨーガのポーズを繰り返すことで、
腸の蠕動運動を活性化させます。
また、エッセンシャルオイルは手でおへそを中心に
時計回りに円形に塗布してください。
結果、快便がえられ、気分爽快。

ヨーガのプログラム

ラクダのポーズ（坐位）P. 90　　　猫と牛のポーズ（坐位）P. 91
舟のポーズ（坐位）P. 95　　　三角のポーズ（立位）P. 105
ワニのポーズ（逆転）P. 109　　　コブラのポーズ（臥位）P. 116

インセンスのプログラム

塗香、薫き香

合わせ香「万代」
（タニ沈香・中泥沈み＋老山白檀＋丁子＋甘松＋大茴香）

芳香浴

ペパーミント＋フェンネル＋ジンジャー

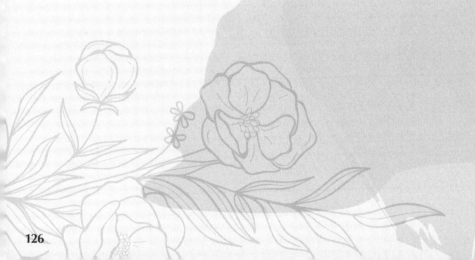

生理痛・生理不順

ストレスなどの原因でホルモンバランスが崩れているので、
生活のリズムを整えたうえで、骨盤周辺を温めることが必要です。
まず、エッセンシャルオイルの芳香浴をしながら、
骨盤を温めるヨーガのポーズを行います。
さらに手のひらで尾てい骨と腰骨の間の
上下のマッサージを繰り返しましょう。

ヨーガのプログラム

合蹠のポーズ（坐位）P.85 　　子どものポーズ（坐位）P.89
猫と牛のポーズ（坐位）P.91 　　ワニのポーズ（逆転）P.109
橋のポーズ（逆転）P.110

インセンスのプログラム

塗香、薫き香
合わせ香「心月」
（シャム沈香・上カンボジア＋老山白檀＋乳香＋甘松＋藿香）

芳香浴
レモングラス＋ラベンダー＋ローマンカモミール＋フランキンセンス

泌尿器系の不調

股関節の柔軟性をアップさせるのが肝要で、
そのためには、「合蹠のポーズ」で骨盤を刺激して、
血流を促すことで、腎臓、膀胱、前立腺など
泌尿器系の働きを整えます。
インセンスは、エッセンシャルオイルの芳香浴が効果的です。

ヨーガのプログラム

合蹠のポーズ (坐位) P.85 　　かんぬきのポーズ (立位) P.97
三日月のポーズ (立位) P.99 　　肩立ちのポーズ (逆転) P.108
バッタのポーズ (臥位) P.113 　　コブラのポーズ (臥位) P.116

インセンスのプログラム

塗香、薫き香

合わせ香「清風」
（タニ沈香・上品タニ＋老山白檀＋山奈＋丁子＋桂皮）

芳香浴

レモングラス＋サンダルウッド＋フランキンセンス

頭　痛

まず、こめかみに塗香をほどこし、
頭頂部の百会のツボを刺激します。
次いで、ヨーガのポーズで自律神経を整えると、
自然に頭がすっきりします。

ヨーガのプログラム

合掌のポーズ（坐位）P.84　　ウサギのポーズ（坐位）P.87
子どものポーズ（坐位）P.89　　橋のポーズ（逆転）P.110
魚のポーズ（逆転）P.111

インセンスのプログラム

塗香、薫き香
合わせ香「佳月」
（シャム沈香・中シャム＋老山白檀＋大茴香＋藿香＋丁子）

芳香浴
ペパーミント＋フランキンセンス＋ユーカリプタス＋ローズマリー

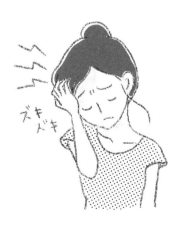

足のむくみ

ふくらはぎのリンパの流れを促し、老廃物を排出して、
「サギのポーズ」で足を持ち上げ、「ハトのポーズ」で股関節を伸ばすことで、
ももの外側やお尻が刺激され、むくみを解消します。
さらに「下向きの犬のポーズ」でももを引き締めます。
筋肉のコリをほぐし、血流をよくするために、
エッセンシャルオイルでのマッサージが欠かせません。

ヨーガのプログラム

ハトのポーズ（坐位）P. 86 　　サギのポーズ（坐位）P. 93
三日月のポーズ（立位）P. 99 　　木のポーズ（立位）P. 103
下向きの犬のポーズ（逆転）P. 107 　　肩立ちのポーズ（逆転）P. 108

インセンスのプログラム

塗香、薫き香
合わせ香「結香」
（シャム沈香・金印＋老山白檀＋乳香＋桂皮＋龍脳）

芳香浴
ペパーミント＋ラベンダー＋レモングラス＋ローズマリー

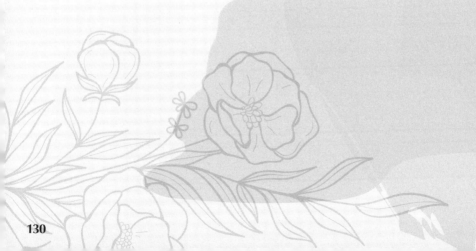

肩こりの解消

肩甲骨周りを動かし、首周りのストレッチをすることで、
肩のコリを解消します。
また、エッセンシャルオイルは、
血行促進や緊張緩和に役立つものを使用するので、
いっそう効果が高まります。

ヨーガのプログラム

猫と牛のポーズ（坐位）P. 91　　牛の顔のポーズ（坐位）P. 92
針の糸通しのポーズ（坐位）P. 94　　かんぬきのポーズ（立位）P. 97
ワシのポーズ（立位）P. 106　　下向きの犬のポーズ（逆転）P. 107
橋のポーズ（逆転）P. 110

インセンスのプログラム

塗香、薫き香
合わせ香「和衷」
（シャム沈香・上ツメシャム＋老山白檀＋藿香＋乳香＋桂皮）

芳香浴
ペパーミント＋ラベンダー＋レモングラス

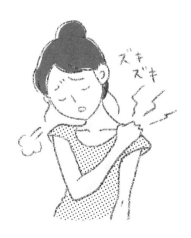

腰痛、股関節痛の緩和

鼠径部リンパの流れを促して、
腰周りを温めてから、ヨーガのポーズに取り組みます。
いっそう効果を高めるために、
腰の周りにエッセンシャルオイルを塗布しましょう。

ヨーガのプログラム

ライオンのポーズ（坐位）P. 88　　子どものポーズ（坐位）P. 89
舟のポーズ（坐位）P. 95　　三角のポーズ（立位）P. 105
ワニのポーズ（逆転）P. 109　　バッタのポーズ（臥位）P. 113

インセンスのプログラム

塗香、薫き香

合わせ香「千鳥」

（タニ沈香＋老山白檀＋丁子＋龍脳）

芳香浴

ペパーミント＋ラベンダー＋レモングラス

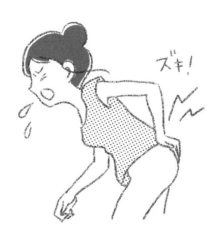

冷え性の改善

冷え性は自律神経の不調から血管の末端にあたる手足や腰に
血液がいきわたらくなるのが原因なので、
ヨーガのポーズで交感神経の働きを抑え、副交感神経の働きを促し、
薫き香でリラックス効果を助長します。
身体を温めて、血行を良くするよう心がけましょう。

ヨーガのプログラム

ハトのポーズ（坐位）P. 86　　ライオンのポーズ（坐位）P. 88
ラクダのポーズ（坐位）P. 90　　針の糸通しのポーズ（坐位）P. 94
ピラミッドのポーズ（立位）P. 98　　板のポーズ（臥位）P. 114

インセンスのプログラム

塗香、薫き香
合わせ香「草枕」
（タニ沈香・緑タニ＋老山白檀＋乳香＋極上安息香＋桂皮）

芳香浴
シナモン＋バーチ＋サンダルウッド＋クローブ

疲労回復

ヨーガのポーズで自律神経を整え、心と身体の不調を改善します。
薫き香によって、インセンスが脳を活性化させるうえに、
ふしぎと煙の流れを見つめていると、心が癒やされる効果があります。

ヨーガのプログラム

合掌のポーズ（坐位）P. 84　　子どものポーズ（坐位）P. 89
ライオンのポーズ（坐位）P. 88　　目の遠近法と回転法（立位）P. 104
お休みのポーズ（臥位）P. 117

インセンスのプログラム

塗香、薫き香
合わせ香「杜若」
（タニ沈香・上カリマンタン＋老山白檀＋藿香＋乳香）

芳香浴
サンダルウッド＋ラベンダー＋レモン

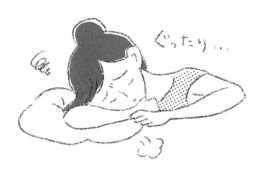

呼吸機能の向上

吐く息（呼気）はゆっくりと長く、吸う息（吸気）は浅く短くする
呼吸法がポイント。
深い呼吸をすることで、集中力が高まり、免疫力が増します。
ヨーガのポーズで胸を大きく開くように心がけるのがポイント。
なお、ヨーガの動作の前にインセンスを塗香で胸に施すことで、
呼吸機能を向上させます。

ヨーガのプログラム

牛の顔のポーズ（坐位）P. 92　　針の糸通しのポーズ（坐位）P. 94
山のポーズ（立位）P. 96　　橋のポーズ（逆転）P. 110
魚のポーズ（逆転）P. 111　　コブラのポーズ（臥位）P. 116

インセンスのプログラム

塗香、薫き香
合わせ香「和香な」
（シャム沈香・紫印＋老山白檀＋藿香＋桂皮＋麝香＋零陵香）

芳香浴
ティーツリー＋ペパーミント＋レモン＋ユーカリプタス

内臓の働きの活性化

筋力低下に重力が加わって下垂する内臓を正常に戻すためには、
ヨーガのポーズがなにしろ有効です。
とくに、骨盤の∞（8の字）運動は胃腸の調子を整えることができます。
エッセンシャルオイルを胃腸あたりの腹部に塗りこむと、
効果てき面です。

ヨーガのプログラム

ラクダのポーズ（坐位）P. 90　　鋤のポーズ（逆転）P. 112
バッタのポーズ（臥位）P. 113　　板のポーズ（臥位）P. 114
コブラのポーズ（臥位）P. 116

インセンスのプログラム

塗香、薫き香

合わせ香「瑞風」
（シャム沈香・ツメシャム＋老山白檀＋甘松＋龍脳）

芳香浴

ライム＋ラベンダー＋レモン＋ゼラニウム

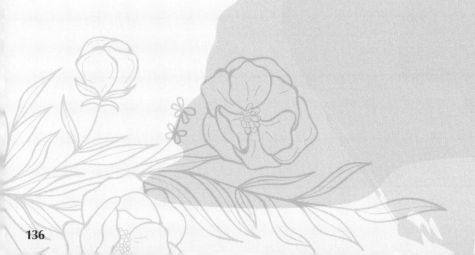

血行の促進

血の巡りをよくするためには、
ヨーガのポーズで身体を温めることが何よりです。
「椅子のポーズ」は手足の血行を良くし、
「バッタのポーズ」は脳内の血流を促します。
また、インセンスは、芳香浴で代謝をアップさせます。

ヨーガのプログラム

猫と牛のポーズ（坐位）P. 91　　　針の糸通しのポーズ（坐位）P. 94
ピラミッドのポーズ（立位）P. 98　　椅子のポーズ（立位）P. 101
バッタのポーズ（臥位）P. 113　　　板のポーズ（臥位）P. 114

インセンスのプログラム

塗香、薫き香

合わせ香「七草」
（タニ沈香・M2＋老山白檀＋藿香＋大茴香＋桂皮＋麝香）

芳香浴

フランキンセンス＋ローマンカモミール＋ライム＋レモン＋ジンジャー

下半身の強化

足が重い、つまずきやすいなど下半身が弱くなるのは、
血行不良が主な原因なので、ヨーガのポーズなら改善できます。
加えて「サギのポーズ」は足の歪みを、
「ワニのポーズ」は骨盤の歪みを矯正します。
さらにインセンスのプログラムで、
より効果を上げるためにフォローしましょう。

ヨーガのプログラム

インセンスのプログラム

塗香、薫き香

合わせ香「無我」
（シャム沈香・中シャム＋老山白檀＋桂皮＋山奈＋乳香）

芳香浴

マジョラム＋ヘリクリサム＋サイプレス＋サンダルウッド

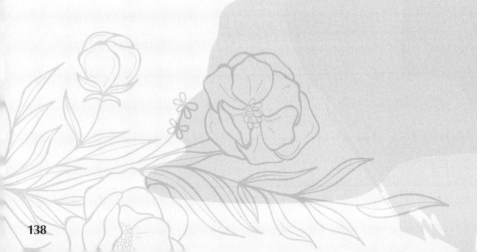

バランス感覚の養成

「山」「踊り子」「木」など立位のヨーガのポーズに取り組み、
一点を見つめることを心がければ、徐々にバランス感覚が養われます。
また、インセンスは脳に作用するので、感覚を研ぎ澄ます助けになります。

ヨーガのプログラム

山のポーズ（立位）P. 96 　　踊り子のポーズ（立位）P. 102
木のポーズ（立位）P. 103 　　ワシのポーズ（立位）P. 106

インセンスのプログラム

塗香、薫き香

合わせ香「佳月」
（シャム沈香・中シャム＋老山白檀＋大茴香＋藿香＋丁子）

芳香浴

サンダルウッド＋フランキンセンス＋オレンジ

自律神経の改善

ストレスを生じやすい現代社会では自律神経失調症に陥りやすく、
その解消には、ヨーガのポーズは欠かせません。
「肩立ち」「バッタ」の各ポーズは
自律神経のバランスを整えてくれます。
また、その調整効果を高めるには、リラクゼーション感覚をもたらす
インセンスの果たす役割は大切です。

ヨーガのプログラム

ウサギのポーズ（坐位）P. 87　　戦士のポーズⅡ（立位）P. 100
三角のポーズ（立位）P. 105　　肩立ちのポーズ（逆転）P. 108
バッタのポーズ（臥位）P. 113　　賢者のポーズ（臥位）P. 115

インセンスのプログラム

塗香、薫き香
合わせ香「和衷」
（シャム沈香・上ツメシャム＋老山白檀＋藿香＋乳香＋桂皮）

芳香浴
ラベンダー＋レモン＋オレンジ＋ベルガモット＋フランキンセンス

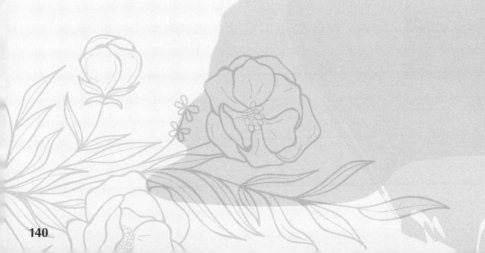

不眠の解消

興奮をつかさどる交感神経の働きを抑えるために、
鎮静作用のある副交感神経を活性化させなければなりません。
「橋のポーズ」などのヨーガのポーズは欠かせませんが、
何よりの早道は、インセンスの力を十二分に活用して
ヒーリング環境を作ることでしょう。

ヨーガのプログラム

合掌のポーズ（坐位）P.84	ウサギのポーズ（坐位）P.87
子どものポーズ（坐位）P.89	ワニのポーズ（逆転）P.109
橋のポーズ（逆転）P.110	お休みのポーズ（臥位）P.117

インセンスのプログラム

塗香、薫き香

合わせ香「結香」

（シャム沈香・金印＋老山白檀＋乳香＋桂皮＋龍脳）

芳香浴

ラベンダー＋ローマンカモミール＋イランイラン＋ローズマリー

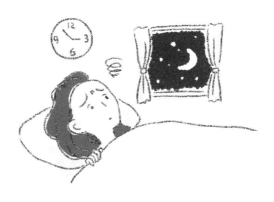

消化機能の向上

胃のあたりを刺激するヨーガのポーズ(「鋤」「ワニ」「三角」)で
内分泌を促し消化機能を向上させ、
さらにインセンスで自律神経のバランスを整えて胃腸の不調を改善します。

ヨーガのプログラム

ラクダのポーズ(坐位) P. 90 　　三角のポーズ(立位) P. 105
ワシのポーズ(立位) P. 106 　　ワニのポーズ(逆転) P. 109
橋のポーズ(逆転) P. 110 　　鋤のポーズ(逆転) P. 112

インセンスのプログラム

塗香、薫き香
合わせ香「千尋」
(タニ沈香・中タニ＋老山白檀＋丁子＋桂皮＋藿香)

芳香浴
ペパーミント＋グレープフルーツ＋クローブ＋サンダルウッド

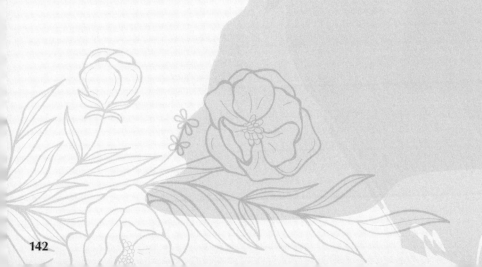

体幹の強化

へそ下の丹田に力を入れ、背筋を伸ばして、
身体全体のバランスをとることで、体幹が鍛えられます。
ヨーガのポーズはいずれも背骨の歪みを矯正、全身の血行を良くし、
ウエストや二の腕を引き締めます。
エッセンシャルオイルを下腹を中心に全身に塗布します。

ヨーガのプログラム

戦士のポーズⅡ（立位）P. 100   三角のポーズ（立位）P. 105
下向きの犬のポーズ（逆転）P. 107   橋のポーズ（逆転）P. 110
板のポーズ（臥位）P. 114   賢者のポーズ（臥位）P. 115

インセンスのプログラム

塗香、薫き香

合わせ香「瑞祥」

（タニ沈香・並タニ＋老山白檀＋桂皮＋安息香＋大茴香）

芳香浴

ペパーミント＋フランキンセンス＋レモングラス＋ローズマリー

神経痛・リウマチの改善

さまざまなパターンのある神経痛の中でも厄介なのが座骨神経痛。
激しい痛みが落ち着けば、まずインセンスで心を鎮めた後、
ヨーガのポーズで硬直した背中から腰、
足先までの筋肉の血行を促しましょう。
また、リウマチは、衰えた関節の筋力や
低下した心臓・肺の機能を改善するために、
腹式呼吸や腹筋運動、手足を動かす軽い運動が欠かせません。

ヨーガのプログラム

合掌のポーズ（坐位）P.84　　ライオンのポーズ（坐位）P.88
牛の顔のポーズ（坐位）P.92　　サギのポーズ（坐位）P.93
山のポーズ（立位）P.96　　ワシのポーズ（立位）P.106

インセンスのプログラム

塗香、薫き香

合わせ香「葵上」
（シャム沈香・金印＋老山白檀＋甘松＋零陵香＋丁子）

芳香浴

ペパーミント＋ローマンカモミール＋ヘリクリサム＋サイプレス

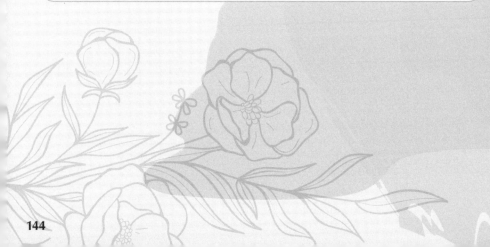

骨粗しょう症の改善

加齢に加えてカルシウム不足や運動不足が相まって起こる骨粗しょう症。
カルシウムやビタミン剤の補充である程度進行を抑えられますが、
やはり運動療法は欠かせません。
日頃からヨーガのポーズで全身の筋肉を活性化させ、
血行を促すことで、老化を少しでも防ぐしかありません。
インセンスもリフレッシュ効果のある香材を使います。

ヨーガのプログラム

合蹠のポーズ（坐位）P. 85　　子どものポーズ（坐位）P. 89
針の糸通しのポーズ（坐位）P. 94　　サギのポーズ（坐位）P. 93
木のポーズ（立位）P. 103　　バッタのポーズ（臥位）P. 113

インセンスのプログラム

塗香、薫き香
合わせ香「春陽」
（タニ沈香・最上タニ＋老山白檀＋麝香＋乳香＋桂皮）

芳香浴
ローズマリー＋ゼラニウム＋ラベンダー＋ユーカリプタス＋マジョラム

心臓血管系の不調の改善

心機能や血圧の調節に密接に関係しているのが自律神経です。
ストレスなどの緊張で交感神経が刺激を受けると、
拍動が増してドキドキします。
これを抑制するのが副交感神経で、実は、この副交感神経を刺激して、
心臓を安定させるのが、ヨーガの呼吸法なのです。
インセンスも自律神経のバランスを整える香材を組み合わせました。

ヨーガのプログラム

合掌のポーズ（坐位）P. 84　　ウサギのポーズ（坐位）P. 87
牛の顔のポーズ（坐位）P. 92　　木のポーズ（立位）P. 103
コブラのポーズ（臥位）P. 116

インセンスのプログラム

塗香、薫き香

合わせ香「和協」
（シャム沈香・光印＋老山白檀＋乳香＋龍脳＋丁子）

芳香浴

フランキンセンス＋ユーカリプタス＋ティーツリー＋ペパーミント＋レモン

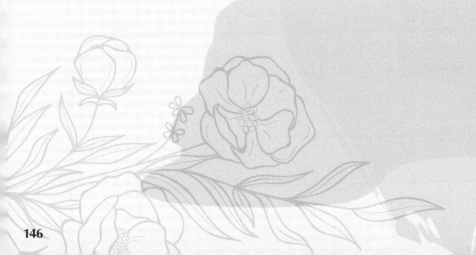

VDT症候群の予防、改善

首、肩、腰の凝りや背中の痛みなど体の症状、
また、頭痛、めまい、吐き気、うつ症、不眠など精神系の症状
——こうしたVDT症候群の心身障害を改善する効果があります。
心と体の緊張を解くヨーガのポーズや和佳奈式インセンスによって、
自律神経のバランスを整え、姿勢を正すだけでなく、
インナーマッスルも目覚めさせます。
ただ、問題は目の症状。眼精疲労は癒せますが、
ドライアイ、視力低下は、眼科医にお任せするしかありません。

ヨーガのプログラム

ハトのポーズ（坐位）P.86　　　ライオンのポーズ（坐位）P.88
牛の顔のポーズ（坐位）P.92　　　山のポーズ（立位）P.96
木のポーズ（立位）P.103　　　目の遠近法と回転法（立位）P.104

インセンスのプログラム

塗香、薫き香

合わせ香「光輝」
（シャム沈香・金印＋老山白檀＋藿香＋甘松＋丁子）

芳香浴

サンダルウッド＋フランキンセンス＋ラベンダー＋ユーカリプタス

※ここまででご紹介した、目的別実践プログラムのヨーガは、掲載されている
　順番通りに行うのが理想的です。

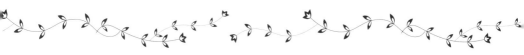

おわりに

　電車に乗るごとに、誰もが背をかがめてスマートフォンに見入る姿に触れて、「健康被害」が以前から気になっていました。

　スマートフォンに限らず、パソコンやタブレット端末など、さまざまな「表示機器」（VDT=Visual Display Terminal）が、私たちの生活のなかにあふれています。懸念していたとおり、目の疲れ、首や肩、腰の痛みなどの肉体的な症状だけでなく、イライラや不安、うつ症といった精神的な影響も顕著になっています。新たな現代病として「VDT症候群」の名称で呼ばれるようになってしまいました。

　「VDT症候群」の対策指針を出している厚生労働省は、5年に一度健康調査をしていますが、平成20年の調査では、6時間以上の作業の場合、目や首・肩・腰などに「身体的な疲労や症状がある」が約80%、うつ症や不眠、倦怠感の原因となる「ストレスを感じる」が約35%になっています。心身への悪影響が見逃せない状態になりました。

　常々、和佳奈式「インセンス×ヨーガ」がVDT症候群の対処法として十分お役に立てるのではないかと思っていました。

　そんな時、受講者の中でデジタル作業に関わっている方々から「同じ職場には体の不調を訴える人が増えているのに、私は目の疲れが多少あるぐらいに留まっています。これも先生のレッスンのお蔭でしょうか」と言われました。また、主婦の方は動画を長時間見ますが、レッスン後は頭がクリアになり、視界が良くなる!! との声を多くいただくようになりました。私にとって、なによりも力強い言葉でした。ともかく、和佳奈式メソッドが、VDT症候群の予防・改善に少なからず効果をもたらしている証しですから。

　さらに、IT業界の先端で働く45歳のエンジニアの方からも1通のメールが届きました。

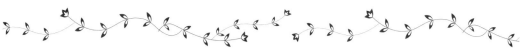

「市毛先生のヨガに参加すると、香りも心地よく、ゆっくりと身体を動かすので、心身がとても気持ちよくなります。香りは先生の強みのひとつですね。焦っているときは落ち着くし、気力がない時も参加すると、じんわり気持ちが出てくる感じがします」

　20代のOLの方からは、「すべての疲れが取れて元気になり、癒やされました」と。

　こうしたデジタルライフを日々お過ごしの様々な方から届けられる生の声が、私の気持ちを奮い立たせてくれました。
　それが「一人でも多くの方に体験いただければ」と、思いきって筆を走らせる決断にもつながりました。

　ヨーガ・ブームに便乗した出版と言われるかもしれませんが、ブームは必ず消え去る運命にあります。だからこそ、ヨーガをなんとしても生活に根ざしたものにしなくてはなりません。
　微力ながら、この拙作がその一助になればと願っています。

「生きるって、傷つき、とても辛いものです。でも、明日の希望が見えなくはありません。それが"インセンス×ヨーガ"だと自負しています」
　この本が、一人でも多くの方のお役に立ち、笑顔溢れる毎日を送ることにつながりますように。

「多くの方に光を」そんな願いを込めた一冊です。

「瞑想の境地で得た幸福感は、他への慈愛の心へ」
「自分で自分を変えましょう」

2023年7月　　市毛 和佳奈

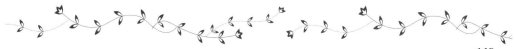

参考文献

「癒やしのお香」 カーリン・ブランドル著・畑澤裕子訳・長谷川弘江監修
産調出版 発行・2004/4/1(初版)

「香木三昧」 山田眞裕著(麻布香雅堂主人)
淡交社 発行・2019/12/31(初版)

「アロマテラピー＜芳香療法の理論と実践＞」 ロバート・ティスランド著・高山林太郎訳
フレグランスジャーナル社 発行・1985/8/30(初版)、1994/2/26(7版)

「健康ヨーガ 入門」 綿本 昇著(日本ヨーガ瞑想協会会長)
日東書院 発行・1996/3/1(初版)

「和の香りを楽しむ・《お香》入門」 山田松香木店監修
東京美術 発行・2019/3/10(初版第1刷)

「医師が認めたアロマセラピーの効力」 川端一永著
KAWADE夢新書 発行・2002/2/1(初版)

「エッセンシャル・オイル ブック」 スーザン・カーティス著
双葉社 発行・1998/9/30(第1刷)

「仏教ヨーガ入門」 飯島貫実著
日貿出版 発行・1973/2/20(初版)

「禅心の光芒」 西村惠信著
公益財団法人・禅文化研究所 発行・2021/11/18(初版)

「〈香り〉はなぜ脳に効くのか」 塩田清二著
NHK出版新書 発行・2012/8/10(第1刷)

「SCIENCE of YOGA」 アン・スワンソン著/高尾美穂監修
西東社 発行・2019/11/25(第1刷)

「白隠禅師の気功健康法 新呼吸法「時空」実践のすすめ」 帯津良一著
佼成出版社 発行・2008/8/15(初版)

「白隠禅師法語全集第4冊・夜船閑話」 白隠慧鶴原著/芳沢勝弘訳注
禅文化研究所 発行・2000/7

「白隠禅師物語」 上村貞嘉著
淡交社 発行・2021/4/22(初版)

「エッセンシャルオイル家庭医学事典」 アバンダントヘルス社 著/訳
ナチュナルハーモニー＆サイエンス 発行・2012/9/30(第2刷)

「EMOTION & ESSENTIAL OIL(心と体を癒やす精油)」 D.Macdonald & A.Porter
ナチュナルハーモニー＆サイエンス 発行・2021/12/25(第1刷)

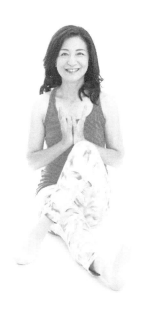

市毛 和佳奈 （いちげ わかな）

インセンスYogaメソッド創案者
ヨーガ歴20年
ヨーガインストラクター歴16年
和の香り 創香師6年
アロマセラピスト歴22年

過去16年、延べ16万人に指導した経験をもち、メディアへの露出を避け自らのメソッドの開発を追求し続けたyogaインストラクター。臨済宗の師、白隠禅師の書籍から健康法を学び、独自の呼吸法で多くの人の健康に寄与する。
尼僧である母のつくる和の香りがもたらす効果に影響を受け、香川県に出向き創香師となる。和の香りひとつで、邪気を祓い、心や身体が次々に変化することに気づき、ヨガと和の香りを融合させて幸運（香運）を引き寄せる体質に変える「インセンスYogaメソッド」を考案。
お香やアロマを使ったオリジナルレッスンやセミナーを開催する傍ら、関東近郊のスポーツクラブやカルチャーセンター、京都、東京、埼玉の寺院など全国各地で人気となり、年間延べ1万人以上を指導している。

市毛和佳奈
公式HP

LINE

STAFF

装丁・デザイン 野口佳大
イラスト 佐藤右志
校正 伊能朋子
DTP協力 千葉基子
執筆指導 鈴木太郎
編集 坂本京子 阿部由紀子

脳とからだに効く！ 究極のメソッド

香りヨガ

初版1刷発行 2023年7月24日

著 者 市毛 和佳奈
発 行 者 小川 泰史
発 行 所 株式会社Clover出版
〒101-0051
東京都千代田区
神田神保町3丁目27番地8
三輪ビル5階
電話 03（6910）0605
FAX 03（6910）0606
https://cloverpub.jp
印 刷 所 日経印刷株式会社

ISBN978-4-86734-157-5 C0077

本書の内容に関するお問い合わせは、
info@cloverpub.jp宛に
メールでお願い申し上げます